# 院長先生のための
# スタッフマネジメント

著　鈴木竹仁
認定登録医業経営コンサルタント
株式会社MMP代表取締役

## 序文

　本書では，開業医の一番の悩みである「人」に関する数多くの課題について，募集・採用・定着・教育研修・チーム力アップというステップにわけ，現場ですぐ，実践できる具体的な事例をまとめました。

　医院経営上，コンサルティングの本などでは，よく「ヒト」「モノ」「カネ」の3つが取り上げられますが，筆者がこれまで30年弱，コンサルタントとして聴いてきた院長先生の悩みは，「ヒト」の問題がほとんどだと感じています。

　また，近頃の求人難，ゆとり世代，さとり世代を育てていくこと，さらには将来予想される若年層の働き手不足の時代に，安定した医院経営を継続するためには「スタッフマネジメント」がとても大切なテーマになってきます。

　「ヒト」の問題は，院長先生にとって相談相手がなかなか見つからない悩み事でもあります。会計事務所や税理士さんからは会計・財務上の人件費率が高い，低いといった数字に関するアドバイスはいただけますし，「ヒト」の専門家である社会保険労務士さんからは，給与計算や社会保険の手続きなどについてはくわしく教えてもらえます。しかし，スタッフの教育や研修，定着といった部分までサポートして下さる存在は少数派です。また，医業経営コンサルタントも，様々な分野の専門家がいらっしゃいますが，スタッフマネジメントを専門にコンサルしているようなところはあまりありません。

　このようなことから，これまで筆者が数多くの医院で積み重ねてきた，募集から採用，面接のコツ，そしてスタッフの教育，院内でのチームづくりについてを「院長先生のスタッフマネジメント」としてまとめてみました。手に取って下さった皆様の医院改善のお役に立てば，弊社の理念が広がると思います。

## MMPの理念

### 【幸せ】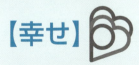

良い医療機関
良い介護事業所
良い障がい者事業所

を増やすお手伝いを通じて，患者さんやお年寄り，障がいを持つ方やそのご家族に幸せを届ける

2019年7月　　　　　　　　　　　　　　　　　　鈴木竹仁

# 目次

## 第1章　募集──医院の魅力発信

1. 医院の魅力アップのために　　1
2. HP・求人広告のポイント　　7
3. 口コミ　　22
4. 看　板　　25
5. 新規開業　　33

## 第2章　面接採用・人事評価──チームの条件整備

1. 採用時のポイント　　39
2. 面接の流れとポイント　　42
3. 採用時の書類　　49
4. 採用条件の整備　　59
5. 医院の人事評価　　62

## 第3章 教育・研修──スタッフの力を引き出すために

- ① 新人教育　74
- ② スタッフのタイプ別教育方法　79
- ③ 5分間ミーティングでスタッフの気づき力アップ　86

## 第4章 スタッフの定着──CS向上・ES向上

- ① 患者満足(CS)とスタッフ満足(ES)向上　96
- ② 給　与　111
- ③ 有給休暇・休日の取り方　116
- ④ スタッフの退職　119
- ⑤ 働きやすい環境づくり　126
- ⑥ ペイシェント・ハラスメントからスタッフを守る　130

## 第5章 チーム力アップのために

- ① 院内イベントいろいろ　142

　索　引　148

謹 告

本書に記載されている事項に関しては，発行時点における最新の情報に基づき，正確を期するよう，著者・出版社は最善の努力を払っております．しかし，医学・医療は日進月歩であり，記載された内容が正確かつ完全であると保証するものではありません．したがって，実際，診断・治療等を行うにあたっては，読者ご自身で細心の注意を払われるようお願いいたします．
本書に記載されている事項が，その後の医学・医療の進歩により本書発行後に変更された場合，その診断法・治療法・医薬品・検査法・疾患への適応等による不測の事故に対して，著者ならびに出版社は，その責を負いかねますのでご了承下さい．

# 第1章 ●募集―医院の魅力発信●

## 1 医院の魅力アップのために

### 1. 医院のシンボルマークの設定

　弊社MMP（Medical Management Partners）のシンボルマークは，ハートのマークです（図1）。このマークはM・M・Pのアルファベット3文字をハートの形にしたものです。MMP開業時にスタッフ皆で一生懸命考えました。心を込めたサービスをしたいという思いから，ハート（心）をイメージしたシンボルマークとして，と

図1　MMPマーク

ても気に入っています。デザイナーさんなどプロに頼むのもよいですが，医院のロゴマークを考えることは，看板やホームページ（HP）への表示だけでなく，スタッフ全員で医院のイメージを共有することができます。もしまだ医院にシンボルマークがない場合や，これから開業を考えている先生はぜひ，スタッフと話し合いながらシンボルマークをつくってみましょう。

　医療機関の看板や広告は，医業若しくは歯科医業又は病院若しくは診療所に関する広告等に関する指針（医療広告ガイドライン）［https://www.mhlw.go.jp/file/06-Seisakujouhou-10800000-

Iseikyoku/0000209841.pdf] に従う必要があります。ガイドラインの，2 基本的な考え方 (2) 禁止される広告の基本的な考え方の文中に，『広告可能とされた事項以外は，文書その他いかなる方法によるを問わず，何人も広告をしてはならないこととされている。』と表現されているため，本当に厳密に解釈すると単なるシンボルマークも微妙になってしまいますが，医院名の頭文字のアレンジなどは医院名の一部になります。そのため，シンボルマークは医院名の表現の部分になるように，上手にデザインされたものを考えることが大切です。

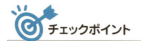 チェックポイント

- 曲線を使ったやさしいイメージで
- 遠くからでも見やすいシンプルなデザイン
- 自院の特徴や頭文字を取り入れる

## 2. 医院のキャラクターをつくる

　シンボルマークをつくることがステップ1， ステップ2は自院のキャラクターづくりです。
　キャラクターに名前をつけるときに患者さんからネーミング募集イベントをしたり，院内での様々なシーンでキャラクターが登場すれば明るい雰囲気になります。トイレの中でもキャラクターが「いつもきれいにして下さってありがとう」と頭を下げていたり，待合室では「お待たせして申し訳ありません」とコメントを入れたポスターを掲示します。レントゲン室など殺風景なスペースでは効果大で，患者さんの視線の先にある壁面に「手すりをしっかり摑んで下さい」「撮影のとき

はボクを見てね」などキャラクターにセリフを入れると，患者さんに「癒やし」をお届けできます。また，キャラクターはHPなどでも大活躍しそうです。

　ある医院の事例では，今まで使ってきたキャラクターをデザイナーさんにひと工夫してもらい，「振り返った姿」「びっくりした姿」などの変化をつけて，医院の窓に簡単なストーリーを展開させてみました。

　注意したい点は，単なるおふざけや可愛らしさだけではなく，患者さんが病気に負けないための元気づけに，患者さんの気持ちにプラスに働くようなキャラクターや名前を大切にすることです。動物キャラクターは癒やしにつながりますが，やや軽いイメージを患者さんに与えてしまう場合もありますのでご注意下さい。

**チェックポイント**

- それぞれの医院にちなんだキャラクター選び
  例：鈴木→すずちゃん（鈴のデザイン）
  　　高齢の患者さんが多い医院→いきいきくん　など
- 「笑い」ではなく「癒やし」を意識したデザイン

## 3. 医院の第一印象，メラビアンの法則

### 第一印象は視覚情報で決まる

　メラビアンの法則とは，第一印象に会話の内容が与える影響は数％で，視覚情報が与える印象が大部分を占めているという概念です（**図2**）。このことから，医院も視覚情報を大切にする必要があります。

　みなさんは初めて行った場所でランチをしようと思ったときに，何

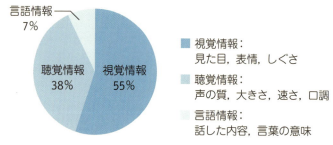

**図2** メラビアンの法則

を見てお店を選びますか？

- 入口の雰囲気
- メニューがあり，料理と価格が可視化されている
- 清潔感，明るさ，お客さんの有無
- 入りやすいデザインの入口

　これは医院でも同じではないでしょうか。メラビアンの法則では第一印象が数秒で決まり，その印象を変えるためには1時間かかると言われています。

　筆者は，コンサルで医院を訪問した際には定期訪問，初訪問にかかわらず，必ず医院の外周からチェックを始めます。医院前の歩道や街路樹の下に雑草が茂っている，駐車場入口の横には壊れたプランター，医院の植え込みにはコンビニのビニール袋とコーヒーの空き缶が放置，入口ドアのガラスには期限切れの掲示物が貼られ，テープも剥がれかけているなど，残念な状態を見かけることもしばしばあります。

　医院では診察・治療が大切ですので，決してメラビアンの法則がすべてではありませんが，まずは車で前を一瞬横切るだけの潜在患者さんにも好印象を持って頂ける外観を整えることが，患者さんに受診してもらうための第一歩です。自院の前を車で通過すると何が印象に残

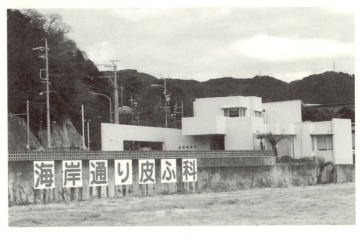

**図3** 好印象を持ってもらえる外観を考える
前を通る車にも良い印象が残る。

るのか，一度意識して観察してみて下さい（図3）。

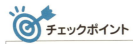 チェックポイント

| | |
|---|---|
| ●貼り紙だらけで汚い入口 | → すっきりとした入口 |
| ●医院の周囲には雑草 | → 季節の花が植わっている |
| ●古臭い外壁 | → 外壁をリニューアル |
| ●消えかけた駐車場のライン | → ラインを引き直す |

### 夜間の見え方にも気を配る

　メラビアンの法則では，夜間の見え方も大切で注意するべき点です。仕事柄，前を通り過ぎるだけのまったく知らない医療機関もついついチェックしてしまいます。とても失礼なお話ですが，中には診察しているのかいないのかもわからない医院もあります。

夕方5時頃，ある医院の前を通ったときのことです。駐車場は道路から見えないほうにあり，入口の電気は暗く中が見えず，窓もカーテンが引かれていて明かりが不明瞭だったため，「この医院さん，今日は休診なのかな？　それとももう廃業されているのかな？」と感じてしまいました。

　このような経験から，前を通る歩行者や車から「診療日と休診日の違い」と「診療時間と昼休みの違い」を一瞬で「見える」ようにしたほうがよいと考えます。診療日には入口・駐車場のどちらの照明もしっかり明るくし，休診日の表示は大きめにします。入口の室内灯も明るいものにしておきます。

　よくコンビニと医院の明るさを比較してしまいます。大手コンビニは広い駐車場の隅々まで明るく，また全面ガラス張りのため，店内の明るさは前の道路を通過する人からもしっかり認識してもらえます。ところが医院の場合，入口の照明のみで駐車場は暗いパターンが多いように感じます。

　夜間の見え方は明るさが命です。最近は駐車場用のLEDライトも様々なものが出ており，電気代も節約できるようになってきています。患者さんの安全と安心，そして夜間のメラビアンの法則のためにも照明をしっかり意識するようにしましょう。

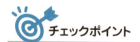
チェックポイント

- 医院の前を通行する歩行者，車で通り過ぎる人はすべて潜在的な患者さんです
- 駐車場内での事件・事故防止，患者さんの安心と安全のために明るい照明をつけましょう

第1章 ● 募集―医院の魅力発信 ●

# ② HP・求人広告のポイント

## 1. スタッフ募集のキーワード

　まずは求職者に注目してもらい，応募につなげるためのキーワードを考えてみましょう。医療機関の求人広告はとても真面目で，職種と資格しか掲載されていないものも多く，一般的な求人広告と比較するとかなりシンプルです。

　身近な求人誌のページを開いてみると，**表1**のような目を引くフレーズが並んでいました。

　ちなみに，同じ求人誌に載っていた医療系の求人は，「職員募集　看護師・准看護師・介護士」という1行があるだけでした。

　無数にある言葉から効果的なものを選ぶのは難しいことですが，自院のセールスポイントをキーワードにして1行プラスするだけで，求

**表1　求人誌のキーワード**

- 未経験者も大歓迎！！
- 大切な仲間募集
- フレンドリーな雰囲気の職場です
- やる気のある方大歓迎
- 小さなお子さんがいる主婦の方も働きやすい環境です
- 明るく楽しい職場です
- お客様に喜ばれるやりがいのあるお仕事です

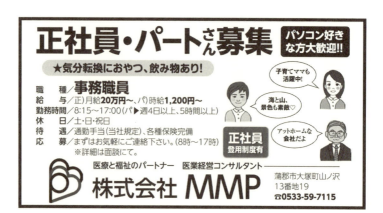

図1　求人広告の例

人広告の注目度，好感度がアップします。弊社の事例では，「パソコン好きな方大歓迎！！」と入れることでパソコンの使用が多いという仕事内容がわかるようにし，スタッフの似顔絵にひと言コメントを入れて社内の雰囲気を伝えてみました（図1）。

**伝えたい思いをキーワードに託す**

　以前新聞に出ていた広告で，キーワードの参考になりそうな求人特集がありました。100軒以上の病院が掲載されており，1病院当たり3行分しかスペースがないため，PRのコメントはたった1行です。その1行の中で病院の魅力を伝えられるように工夫したコメントが多くあったので紹介します。

　まずは「心」に関してのキーワード。アットホーム，安心，安全など。次に「技術」。急性期，がん治療，高度リハビリなど。これらのキーワードから，やはりあたたかい心と確かな技術を持つことが大切だと感じさせます。

　また，職場を「見学」ができることは求職者にとって重要であり，こ

れに関するキーワードも多くありました。事前に職場の雰囲気を体験できるということは、そのクリニックの自信の表れでもあります。また、向上心のある方にとって大切なポイントになる、院内での「教育・研修」の充実や、学資金、奨学金、支度金などの制度についてのキーワードがありました。それ以外にも「宿舎」や、「駅の近く」といったものもみられました。

　これらのキーワードによって医院が求めている人材が明確になります。求人募集の文章をつくる際の参考になります。

　最近は一般企業でも景気が上向き、失業率がダウンし、求人倍率が大幅にアップしているため、医療・介護事業所ではスタッフ採用が一段と厳しくなってきています。様々な求人広告がある中で、自院の魅力をしっかり伝えるためのプラスひと言キーワードを大切にしましょう。

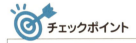

- 職種、資格だけではなく職場のイメージを伝えるコメントを入れる
- 自院の理念や大切にしている思いを伝える

## 2. 良くない求人広告

　求人広告について、他山の石として学ぶことも必要です。まずはこれまでに見た、良くないと感じた求人広告の事例を列挙してみます。

### 人手不足アピール

　大きなスペースで「看護師、准看護師、OT、PT、ST、介護福祉士、介護助手、ヘルパー、ドライバー、ケアマネ、医療事務、すべて正社

員・パート」という求人広告をまったく同じ内容で，2週，3週と連続で出している病院には，応募を考えていた人でもちょっと引いてしまいます。さらに隣のスペースでは，この事業所の給食委託先が厨房スタッフを募集していました。この事業所は一体，今現在はどう運営されているのだろうかと心配してしまいます。また，求職者から見ても，多くの募集があり魅力的というよりも，「人手不足」という印象になってしまいます。ある意味，すべての職種が不足する前からこまめに求人募集をするべきだ，ということかもしれません。

### 上から目線

　また，医院の求人広告でこのような言葉遣いを見かけたこともあります。「新卒・未経験可！　ブランクあり可！」「看護師，アルバイトも可」。「可」という言葉を辞書で引くと「よいと認めること」とありました。医院側が上の立場から「採用を認めてあげている」という感じがしてしまいます。せっかく費用をかけてつくった広告が医院のマイナス宣伝になってはもったいないですね。

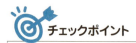
**チェックポイント**

- 医院は少人数のチームであることを意識し，上下関係ではなく仲間力がアップする言葉を選ぶ
- 求人広告を目にするすべての人に，自院のイメージを伝えているということを十分に認識する
- 毎週連続で掲載される求人広告はマイナス効果

# 3. 良い求人広告

　新聞折り込み広告，求人誌，インターネットの求人サイトなど広告の媒体は様々ですが，言葉，写真，イラストなどを使って対象者にアピールするのはどの媒体でも変わりません。
　医療機関に限らず，様々な業種の広告で良いと感じたポイントを以下にまとめてみました。

## 魅力的なフレーズ

　限られたスペースを効果的に利用することを意識しましょう。
- 前向きなキーワード

　患者さん増加のため，健康で明るい方，学べる，新施設オープン，など。

- 安心のキーワード

　未経験者歓迎（教育研修体制充実），ブランクのある方歓迎，お母さんにやさしい，学生さんからご年配の方まで，幅広い年齢の方が活躍中です！　など。

- 福利厚生の充実

　社会保険（健康保険，厚生年金，雇用保険，労災保険），退職手当などがあることは，一般の会社では当たり前なのですが，無床診療所や，歯科医院などの小規模医院では厚生年金未加入の事例も多くみられるため，しっかり自院の体制をアピールしましょう。

- やさしさ，楽しさ，あたたかさの表現

　人が好き，笑顔のため，ワーク・ライフ・バランス，よく働き，よく遊ぶ，など。

- 入っているとより良い情報

　あなたが主役，毎年スタッフが増え続けています，まずは，院内ヘルパー（看護助手）から始めてみませんか？，当社スタッフがしっかりサポートします！，「困った」「わからない」が聞きやすい職場です！などなど。

## 写真とコメント

　どんな写真にどんなコメントが入っていると効果的でしょうか。表にまとめてみました（**表2**）。

## 求職者の目を引く勤務条件

- 給与金額の明示

　それぞれの職種，常勤，パートなどに合わせた月給や時給などの情報を明示します。

- 未経験者へのアピール

　「未経験者も活躍中」，「教育制度，院内研修体制充実」など。

- 待遇について

　社会保険完備，交通費支給だけでなく寮や住宅手当，ユニフォームの無償貸与など。

- 面接について

　履歴書は当日持参でよく，平日の1日だけを面接日として指定せず，現在仕事をしている求職者でも都合がつくように土日にも対応するとよいでしょう。

**表2　写真と効果的なコメントの例**

| 写真 | コメント |
|---|---|
| 笑顔のスタッフ（女性） | 40・50・60代活躍，女性が輝いているやりがいのある仕事 |
| 患者さんの笑顔 | 心遣いが感謝につながる仕事 |
| 求人の目的が前向きだとわかる（新しい事業所など） | 患者さんサービス向上のため，介護事業開設のため |
| 受付スタッフ（仕事の内容について） | お客様との対話（コミュニケーション）中心のお仕事 |
| 今のスタッフの様子（採用したい人物像が明確にわかる） | 人が好き，人から感謝されたい，体を動かすことが好き，教えるのが好き |
| 院内研修会（未経験者へのフォローがわかる） | 8割が未経験からスタート，主婦からの再就職も多数，研修が充実 |
| 勤務条件がわかる | 給与，賞与，勤務時間，待遇（社会保険・産前産後休暇・育児休暇など） |
| 子ども連れの母親（子育て中の働きやすさがわかる） | 残業なし，日曜祝日休み |
| 会計時の笑顔（職場の雰囲気がわかる） | お客様から「ありがとう」と言われる職場 |
| ワーク・ライフ・バランスへの配慮がわかる（家族と一緒） | スタッフの健康と家族を大切にする職場です |
| 電話を受けているスタッフ（応募方法についてわかる） | 事前の履歴書送付なし，お気軽に電話でお申込み下さい |

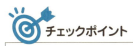
**チェックポイント**

- 目立つキーワードを大きな文字で掲載
- 勤務条件はわかりやすくしっかり示す
- 働いている人でも仕事を休まずに応募することができる面接日程

## 4. HPでの求人募集

### スタッフ確保のためのHP活用

　最近は，スタッフの募集についてもHPを活用するのがより効果的です。求人広告などは一過性で，しかも数万～数十万円ほどの広告費用がかかりますが，一方，HPでの募集はいつでも閲覧可能で，ページ作成コストもそれほどかかりません。広告や雑誌広告では，医院のアピールや仕事内容・職場の雰囲気などもあまり紹介できません。また，医療法上の広告規制や医師会・歯科医師会などの内規もあり，チラシなどの配布回数や内容についてもかなり自由度が低くなってしまいます。最近はHPであっても医療法上の広告規制が厳しくなってきていますので，医院の広告宣伝という点では注意が必要ではありますが，スペースの制限もあまりなく，いろいろな角度から自院の紹介ができるのは利点です。

　また，求人募集の広告や看板を見た人は相当な割合で医院のHPもチェックしますので，求人広告とHPの両方あることが大切です。求人広告に載せた最低限の情報をきっかけにして自院のHPを検索してもらえれば，たくさんの情報を提供することができる上に自院の広報活動にもつながります。「求人広告を見た求職者がよりくわしい情報を得るためにHPを確認する」という流れがあることを意識しましょう。

## HPに求人募集を出す場合のポイント

### ①職業安定所に出している内容と同じものをきちんと提示する

労働条件や業務内容は具体的にわかりやすく説明し，できれば院内の様子がよくわかる写真を載せましょう。

### ②自院の研修と福利厚生をアピール

一般の会社なら楽しい職場の紹介だけでもOKですが，医療関係では「このような勉強会をしている」というアピールも大切です。また，週休2日（土日休み）で夕方には仕事が終わる事務職と比較すると，医院の勤務条件はやや不利に見えてしまいますので，福利厚生という点で，院内での日帰り旅行や忘新年会，誕生日会など楽しいイベントがあるというアピールをお勧めしています。

### ③先輩・同僚からのメッセージ

今現在働いているスタッフのひと言やコメントがあると，より安心です。現役スタッフが自分自身の言葉で語る職場の魅力は，求職者の心に響きます。職業安定所や求人誌の募集を見た求職者の多くは，募集元のHPをチェックしています。そのため，給与や勤務時間などの条件だけではなく，「仕事の魅力をどのように伝えるか」はとても重要なことです。

これらのポイントが入ったHPは求職者も安心して応募できます。そして，このようなHPは患者さんにも医院をアピールできることは言うまでもありません。

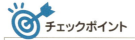
**チェックポイント**

- 今働いているスタッフの率直な言葉や自院の理念をどのように仕事に取り入れているかなど，具体的な事例を掲載する
- 文字だけのHPは読んでもらえないため，写真を必ず載せる
- 実際に働く職場環境を掲載することで安心して応募をしてもらえる

## 5. 広告とHPを連動させ，採用情報はこまめに更新

　求人広告で提供できる情報はどうしても限定的になってしまうため，広告に載せた情報は必ずHPにも掲載する必要があることは前述の通りです。

　そのため，求人広告を出したタイミングで必ずHPの採用情報も更新し，広告をきっかけにHPをチェックした方がより詳細な情報を確認できるよう心がけましょう。さらに，応募の状況に合わせてこまめに情報を更新しましょう。たとえば，看護師募集の広告を見た求職者がHPをチェックすると，1年前の日付で「ただいま看護師は募集していません」といった表示ではいけません。このように，HP上の情報が矛盾してしまっていては，せっかく自院に興味を持ってくれた人材にマイナスイメージを与えてしまうことになります。広告を出すのと，HPの採用情報を更新するタイミングを合わせるのはもちろんのこと，応募状況にも合わせてこまめに更新しましょう。

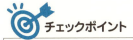
**チェックポイント**

- 広告とHPは必ず連動させる
- 広告ではキーワードで目を引き，HPでくわしく具体的な説明をする
- 広告では画像情報の量が限定されてしまうため，HPには写真を多くする

## 6. 効果的な写真の使い方

　某大手製造メーカーの求人広告に使われている写真は本当によく考えられていました（図2）。この写真を分析し，自院のHPに掲載するスタッフの写真について考えてみます。

　写真に写っているスタッフは全部で12人で，そのうち女性が4人，中には髪の長い若い女性もいます。それから若い男性が数人，比較的高齢に見える男性も2～3人。数人の男性は腕を組み，意志の強さが表れています。工場のラインの仕事ですが，写真を見れば若い女性や高

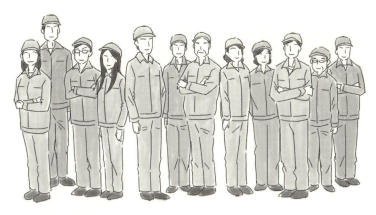

図2　工場で募集している人材

齢者の方も活躍していることがひと目でわかります。会社名や仕事内容から「自分は応募できない」と思ってしまった若い女性の求職者にも，髪の長い女性が写っている写真があれば応募が可能であると理解してもらうことができます。

　同様に，HP上の写真も工夫すると効果が上がります。「資格と給与の文字だけ」からステップアップさせ，医院の理念をプラスしたり，若いスタッフから年輩のスタッフが仲良く並ぶ写真を入れてみるなどのアピールもよいのではないでしょうか。ただし，このような写真にも注意する点があります。HPに掲載されていた「ひげを生やした若い医師が腕組みをしている写真」を見た人から，ホストクラブみたいという感想が出ていました。医療機関である以上，患者さんに安心してもらうためにはドレスコードや清潔感も大切だと感じました。

　それから，これは現実的な話ですが，写真を使用しているとスタッフの入れ替わりなどで差し替えの手間がかかる場合もあります。そのため，写真を使うのではなく院長やスタッフの似顔絵にしてもよいでしょう（図3）。

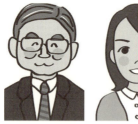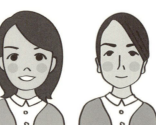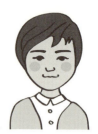

**図3**　似顔絵

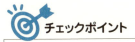

- 文字だけでなく笑顔の写真などを入れる
- スタッフの仲の良さ，チームワークをアピールする
- 集合写真を入れ，医院の働きやすさを知らせる

## 7. 文字ばかりのHPは読んでもらえない

　みなさん，「直帰率」という言葉をご存知でしょうか？ SEO対策をしっかり実施しているHPであれば，市区町村名と診療科目などのキーワードを入力して検索すると上位に表示されます。しかし，その検索結果からクリックしてHPを見てもらうことができても，トップページが文字ばかりびっしりでは読む気にならず，すぐ元の検索画面に戻って次の候補に行ってしまいます。このように，トップページを見ただけで検索結果に戻ってしまう率を直帰率と言うそうです。

　では，どんなHPにすればよいのでしょうか。この項で述べてきたように，笑顔の院長先生とともに医院の理念などがわかりやすく説明され，採用情報のページにはスタッフたちの笑顔の写真があり，職場の様子や具体的な勤務条件も明示されている，このようなHPが求職者を応募につなぎ，より良い人材の確保につながるでしょう。

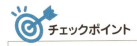

- HPの中まで読んでもらうために，トップページはシンプルで見やすいデザインにする

# 8. 応募を少しでも増やすために

## ハローワークへの求人募集

　ハローワークへの求人募集でも，新聞の求人広告やHP上での求人募集ページなどと同様に，掲載文言は短文になりますが，しっかり考えてまとめることが大切です。

　前述のように，「看護師募集」「パート可」などの事務的な言葉と給与・待遇の表記だけでは，応募したくなる人は増えません。求職者に，どのような職場なのか，どんな仲間がいるのかといったことが伝わるような具体的でわかりやすい言葉を選ぶことが大切です。

　その上で少しでも募集の魅力をアップするために自院のHPとの連動が大切です。繰り返しになりますが，近頃の求職者の方はハローワークで求人情報を見たあと，必ず応募先のHPをチェックすると思って下さい。短い紹介文では書ききれなかった自院の魅力や条件もHPであればしっかり掲載できます。HPを見てもらえる流れをつくるために，多くはない掲載文字数でも求職者の目を引くコメントを考えましょう。

## 学校への求人募集

　学校へ求人募集を出す場合は，これまで仕事の経験がほとんどない学生さんが対象になりますので，よりいっそうの心配り，言葉遣いが必要です。

　たとえば，「完全週休2日」と記載されていれば，学生としては当然土曜と日曜が休みだと思ってしまいますが，医療機関の場合は土日休みは少数派で，木曜日曜や水曜日曜休みだったりします。

「医療事務」という仕事内容でも「事務」であって，患者さんへの接客があるのかといった基本も決して理解されているわけではありません。勤務時間や休日などの労働条件をわかりやすく記載し，仕事の内容を社会経験のない学生さんに理解できるように紹介します。その上で，医院の理念や院長さんからのメッセージをプラスすることが大切です。また，先輩からの教育を受けることについては，人間関係の構築が苦手な世代でもありますので，「受付マニュアル完備」などといったコメントも有効でしょう。

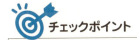

- 医療職の経験のない方が読むという意識を持ち，基本的なことでもわかりやすく記す
- 医院の理念や院長先生の思いを短いキーワードで表現する
- 仕事マニュアルの整備をしておく

第1章 ● 募集―医院の魅力発信 ●

## 3 口コミ

### 1. グーグルマップの口コミチェック

　最近の様々なアンケートの結果から、患者さんが医療機関を選ぶ際、口コミとHPの両方をチェックするという回答が増えているようです。グーグルマップで医院を検索すると、同時に自院の口コミも表示されます。採用情報を見て応募を考えている求職者が、医院のHPだけではなくこのような口コミで一般的な評判をチェックする場合があるので要注意です。口コミ0件の医院がほとんどなのですが、どうしても患者さんが多い人気の医院はいろいろな方が来院されるため、時にはマイナスの口コミも書き込まれてしまっています。

　ネット上の口コミは本名を出さずに悪口の書き込みをしやすいため、悪意のある人がよく使う傾向があります。基本的にネット上の悪口については無視するのが一番ですが、実名で書かれたきちんとしたご意見は、「医院の改善点を教えてもらった」という観点で対応策を考えていく必要があるでしょう。

　求職者からみれば口コミも大切な情報源です。もし求職者がネット上でマイナスな意見を見つけても、そこに医院からの上手な返事が書き込まれていると、求職者の方に良い印象を与えることができます。

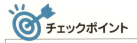 **チェックポイント**

- 月に1回，定期的にグーグルマップの口コミをチェックする
- 実名で書かれた意見には真摯な対応をする
- スタッフへの個人攻撃があったときには，しっかりスタッフを守る

## 2. ご近所の口コミで評判を上げる

　近頃では様々な増収・増患戦略がコンサルティングされていますが，一度だけの受診ではなく，継続して通院してくれるファン患者さんになってもらうためには，何よりも人と人とのつながりが大切です。インターネットのバナー広告などに多額の費用をかけていれば一定数の純初診患者さんをキープできるかもしれませんが，ファン患者さんを増やすためには近隣住民の方々や，自院スタッフのご家族が患者さんとして来院して下さっているかということが大切なポイントです。ご近所の評判を良くするには，毎日の地道な努力の積み重ねしかありません。

### 朝の掃除を始める

　まずは朝のお掃除から。敷地内だけではなく医院前の歩道も掃き掃除をし，歩いている人に「おはようございます」としっかりご挨拶をします。医院の立地にもよりますが，住宅地内の戸建クリニックであれば，自院の前だけではなく，「向こう三軒両隣の歩道を掃除する」くらいの気持ちでいましょう。このときに1つ注意したいことは，決して白衣やユニフォームのままで掃除をしないということです。掃除用のジャンパーなどを着用しましょう。それから，エアコン室外機の騒音，

駐車場での車のエンジン音やライトなどなど，ご近所には日常的に迷惑をかけているという意識を忘れないでいたいものです。ご近所の方と顔を合わせた際には，「いつもご迷惑をおかけしてすみません」という言葉を伝えるようにしましょう。

### 言動の積み重ねが評判をつくる

　院長先生をはじめ，スタッフの毎日の言動の積み重ねがご近所の評判につながります。人と人との縁はどのようにつながっているかわかりません。医院の求人募集に応募しようと思っている人が，医院の近隣在住の知り合いに「あの病院ってどう？」と尋ねることもあるかもしれません。そんなときに「いつも丁寧で評判の良い病院ですよ」と答えてもらえるようになりたいものです。そして，少々遠回りに感じられるかもしれませんが，医院建物周囲の植栽も評判向上の大切なポイントです。四季折々の花が咲くよう，こまめに手入れをしましょう。医院の前を通るご近所の方（潜在患者さん）と，手入れをしているスタッフとの間に自然に会話が生まれることもあるでしょう。このような出来事で受診のハードルが下がり，増患が見込めます。挨拶や会話はファン患者さんの増加，スタッフの定着率アップにもつながる習慣です。今日から意識してみましょう。

**チェックポイント**

- 医院の前を通る方はすべて潜在患者さんである
- 明るい挨拶をし，医院周囲の植栽などをこまめにメンテナンスする
- 来院する患者さんが多ければご近所に迷惑をかけているということを忘れない
- 白衣のままで医院周囲の掃除をしない

# 第1章 募集―医院の魅力発信

## ❹ 看　板

## 1. 看護士（看護師）？　看板に注意

　士と師の間違いはよくあるエピソードですが，先日国道沿いで見かけた医院の大きな看板に「看護士募集」のボードが貼り付けられていました。一般の方の間では，しばしば「看護師」と「看護士」が間違われることもありますが，それが医院の看板となると少々驚きます。この誤字がある看板を見てしまったら，応募しようと思っていた看護師さんもためらってしまうのではないかと心配です。

　この看板には2つの問題があります。1つ目は看板業者に正しい情報を伝えられていないこと，2つ目は，大きな道沿いに出ている看板にもかかわらず，院長先生，スタッフ，出入りの業者さんなどの誰も気がついていない，もしくは，気づいていても教えてくれていないことです。

　みなさんの医院の看板，HPはきちんと「看護師」になっているでしょうか。

　また，ある病院では，病院名を表示している電光掲示板の一部に電球切れがあり，夜間には病院名が判読できなくなっていたこともありました。こちらも関係者が誰も気づいていないのか，気づいていても院内でそれを共有する習慣や雰囲気がないのか，かなりの長い間医院

名が読めない状態が続いていました。「看板は医院の顔」という意識を持ちたいものです。

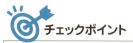
**チェックポイント**
- 誤字脱字は大きなイメージダウンにつながることを意識する
- スタッフ全員が自院の看板に興味を持つように心がける

## 2. ビルボードとサインボードの違いを意識する

　医院の広告看板を見ると，看板業者さんから言われるがままに，ビルボードとサインボードの違いを理解せずつくってしまっていると感じることが多くあります。この違いを解説します。

### ビルボード＝周知看板

　看板を見た方に，医院のイメージ，医院の存在を知ってもらう目的で設置する看板です。

　設置場所：駅のホーム，ショッピングセンターの出入り口，ビルの壁，主要道路の交差点など，人が多く集まる，目に留まりやすい場所
　デザイン，大きさ：大きめのサイズで，目を惹くデザイン，細かい文字の情報などは避ける
　価格帯：比較的高額なため，掲載数も限定される

　その他気をつけることですが，厚生労働省の医療広告ガイドライン〔医業若しくは歯科医業又は病院若しくは診療所に関する広告等に関する指針（医療広告ガイドライン）［https://www.mhlw.go.jp/

file/06-Seisakujouhou-10800000-Iseikyoku/0000209841.pdf]]に目を通し，遵守するようにしましょう。

ガイドラインから，禁止される広告の基本的な考え方を抜粋します。

(ⅰ) 比較優良広告

(ⅱ) 誇大広告

(ⅲ) 公序良俗に反する内容の広告

(ⅳ) 患者その他の者の主観又は伝聞に基づく治療等の内容又は効果に関する体験談の広告

### サインボード＝案内看板

自院の存在を既に知っている方に，医院の所在地への道案内のために設置する看板です。

設置場所：医院の立地条件によって様々である。自院に向かう患者さんが左折・右折などをする主要道路の交差点の手前などに掲示する。自院周囲の東西南北の交差点にあるとよい

デザイン，大きさ：それほど大きくなくてよい。電柱広告などは，複数の本数にわたり連続して，道案内の役目も兼ねて掲示することもある

価格帯：電柱広告など，比較的安価なものが多い

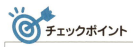
**チェックポイント**
- 看板の目的に合わせた設置場所，デザインを考える
- 歩行者や車の運転手の視線に合った角度，立地にする
- 月の純初診人数などを調べ，費用対効果を考える

## 3. ビルやショッピングセンターにある医院の看板

　住宅地内の一戸建ての診療所であれば，医院の建物そのものが目立ちますが，駅前のビルなどの場合，医院の存在に気づいてもらうことが困難です。ショッピングセンターの2階なども同様で，施設を訪れる人数自体は多いですが，建物内にどのような医療機関が入っているのかを認識しているお客さんは少ないでしょう。

　日本には，すべての診療科目数を合わせれば診療所が約10万軒存在し，総人口が1億2000万人なので，単純計算では1200人当たりに1カ所の診療所があることになります。ということは，1日1000〜2000人の買い物客が訪れるショッピングセンターであれば，その人数だけで1カ所の医療機関の診療圏が満たされることになります。ただし，ショッピングセンターを訪れる客がその診療所の存在を認知していればの話です。普段みなさんが利用しているショッピングセンターの，どのフロアにどんな店舗が入っているかを答えられる方は少数ではないでしょうか。

### いろいろな看板を使い分ける

　自院の立地が，たくさんの人が集まる場所や大通り沿いで，交通量も人通りも多いのにもかかわらずいまいち目立っていないと感じている院長先生は，窓ガラス全面に医院名や診療科，診療時間などを大きく貼り出してみましょう。窓ガラス用シールを作成して掲示する初期費用はかかりますが，毎月の看板代はかからないため広告効果は大きいです。診療時間終了後に院内の照明を消してしまうと窓ガラスの文字が見えにくくなってしまいます。ショッピングセンターなどの駐車

場から自院が見える立地や，繁華街や通り沿いにある場合は，駐車場の利用終了時間，近隣飲食店の営業終了時間まではタイマーで院内の照明を点灯状態にしておきましょう．利用者の方々に医院の存在を認知してもらえる一助となります．

　医院の立地が駐車場などに面していない場合も，置き看板や通路ボード看板などで認知向上に努めましょう．歩行者から見ると平行に配置されているものは目に入りにくいですが，視線に対して直角に配置されている掲示物などは自然と視界に入ってきます．また，ショッピングセンターなどに立地している医院は，駐車場の出入り口に医院の診療科目や診療時間を見やすくデザインしたボード看板を置くことができると，かなりの数のお客さんに認知してもらうことができるでしょう．

　ほかにも，前の道路を通行する車の運転手さん向けにはビルの袖看板，横断歩道を渡る歩行者には窓ガラスのシール看板，そしてビルの前の歩道を歩く人には視野に対して直角に置く通路ボード看板など，医院の立地環境によって使い分けるとよいでしょう（図1）．

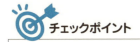

- 診療圏内の人口だけではなく，施設の集客数も潜在患者さんの数となる
- 車の運転手や歩いている人など，様々な通行者の視線の向きを意識する

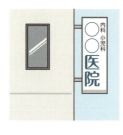

袖看板　　　　　　　　　　　窓のシール看板

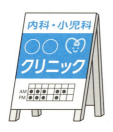

通路ボード看板

**図1**　いろいろな看板の種類

## 4. 看板・広告IQチェックリスト

　クイズ形式で自院の広報や看板費用について見直すリストを考えてみました。既に開業している医院の院長先生に，自院の看板がどこに立地しているのか，看板の目的はビルボードかサインボードか，看板広告宣伝費にどのくらいの金額を支払っているのかなどをお尋ねしてみると，意外とご存知ない場合が多くあります。さらに，NTTのタウンページ料金の支払いが広告宣伝費として経費計上されているのか，それとも通信費の中に含まれてしまっているのか，HPの維持費用はどのような経費科目で処理されているのか，などを正確に答えられる院長先生はごく少数派ではないでしょうか。

　そこで，看板・広告チェックリストで確認してもらい，気づきにつな

**看板・広告IQチェックリスト**

| 病院名 _____ | 得点　　／150点 |
|---|---|
| 1. ホームページは広告ではない　　　　（10点） | はい ・ いいえ |
| 2. 広告規制違反の罰金は　　　　　　　（10点） | 円 |
| 3. ビルボードとサインボードの違いを知っている（10点） | はい ・ いいえ |
| 4. 当院の看板広告宣伝費は　　（50点／各10点） | 月額　　　　　　円 |

　支払先 _____　_____
　看板枚数　　　　　　カ所　　場所を記載（別紙）
　うちビルボードは　　　カ所　サインボードは　　カ所

| 5. 電柱広告は　　　　　　　　　　　（20点／各10点） ||
|---|---|
| 月額　　　　円 | 電柱　　　　本　　場所を記載（別紙） |
| 6. NTT，タウンページ等の広告掲載料金は　（20点／各10点） ||
| 月額　　　　円 | 広告宣伝費として経理処理 ・ 電話代として経理処理 |
| 7. ホームページの維持費用は　　　（10点） | 月額　　　　　　円 |
| 8. 看板の今の状態は?　　（20点／各10点） | 良い ・ 良くない ・ 知らない |

　「良くない」と回答の場合
　　色落ち ・ 色かすれ ・ 文字が見えにくい ・ 倒れている

げましょう。自院はどれくらいの費用を広告宣伝費にかけていて，費用対効果は適正なのかをチェックする仕組みをつくります。

　広告宣伝効果の検証のために，純初診の患者さんに記入して頂く問診表に「当院を選んだ理由」という項目を必ず入れ，

- 家族がかかっているから
- 友人，知人の紹介
- 家の近くだから
- 看板を見て
- インターネットで調べて
- 他院からの紹介

以上の設問の答えを毎月集計します。

　口コミの純初診患者さんが多いことが医院経営にとってはプラスなのですが，看板代に月額10万円を支払って，1カ月の純初診患者さん50人のうち「看板を見て」を選んだ人が1人か2人では採算がとれていないことがわかります。看板の効果チェックのためにも，またマーケティング情報収集のためにも問診表を活用して，費用対効果を確認してみましょう。

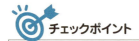
チェックポイント

- クイズ形式で自院の広告宣伝費を知る
- 問診表から広告費の費用対効果をチェックする

第1章 ● 募集―医院の魅力発信 ●

## 5 新規開業

### 1. 建設工事中のサイン表示

　工事中のサイン表示の大切さに気づいたエピソードを紹介します。数カ月前から近くの公立病院の横で建設工事が始まり，地元民の間ではコンビニができるらしいという噂になっていました。工事は小さい山を切り崩して整地をするところから始まって，少しずつ店舗の形ができ，その後駐車場の舗装も始まりました。しかし，その数カ月の工事期間中，どこのコンビニが出店するかはまったく不明のままでした。外装工事が始まればそのデザインでどこのコンビニなのかはわかるのでしょうが，結果的にそのコンビニのチェーン名が表示されたのはオープン数日前でした。

　前の道路の交通量が1日5000台として，車のドライバーが「ここには何ができるのだろう？」と考えているのにもかかわらず，看板や掲示物がないのは本当にもったいないことでした。1日5000人×6カ月＝のべ90万人，通勤で毎日通る人もいるので実際の人数は10万人から20万人かもしれませんが，それだけの枚数のチラシを刷って開業の広告を出すことを思うと，敷地に店名とオープン日を掲示することは周知のためにとても大切であることがよくわかります。

　医院の開業の場合も同様に，開業場所や着工が決まったら周知看板

（ビルボード）などのサイン表示を忘れずにしましょう。工事現場のシートなどに表示するだけでもよいでしょう。たとえ1日20人だけが前を通る場所でも「あ，4月1日から診察が始まるんだ」と，数百人に知ってもらうだけでスタートが順調になると考えます。具体的な開業日が決まっていない場合は「4月上旬オープン予定」でもよいでしょう。ご近所の皆さんが「何の工事だろう？」と疑問を持つのは当然です。その答えを出すだけでもプラスの効果があります。できればこのタイミングで医院名なども決め，周知できるとベストですね。

> **チェックポイント**
> - 通行人すべてにチラシを配布するコストと，工事中の周知看板のコストを比べれば，オープン前のサイン表示の大切さがわかる
> - オープン日が確定していなくてもおおよそのオープン日（○月上旬など）を広報をしておくことが大切

## 2. 開業前のHP立ち上げ

### 求人募集を出すタイミングでHPもスタートさせる

前述の通り，順調なスタートを切るために，工事中の建物や敷地内にオープン日を掲示することも大切ですが，HPもまったく同じで開業後に立ち上げるのではなく，開業予定日が決まったときや求人募集を出すタイミングで，情報量は少なくてもよいのでまずアップしましょう。

### 開業前にHPがあることのメリット

医院のHP普及率もさすがに上がってきていますが，HPがない医

院もまだ多くあるようです。特に新規開業される場合は，コンサルタントのサポートがない開業などでは落ち着いてHPのことを考える余裕もなく，オープン後しばらくしてからHP作成に着手するという医院もあります。

しかし，最近では受診前にHPをチェックする患者さんが増加し，また求人情報をネット上で探すことも増えているため，開業前にHPがあると集患とスタッフ採用の両面でとても効果的です。

折込広告は，求人募集と開業を知らせる2つの意味がありますが，求人募集についてはその1回限りになってしまいます。しかし，ネット上に掲載した求人情報は継続的であり，HPの内容を見た上での応募になりますのでより良い人材が集まる可能性が高まります。

さらに，内覧会のお知らせや，医院のデザインやレイアウトで工夫している点，設備でのこだわりポイントなどをHP上に紹介することにより，患者さんにアピールできます。求人募集や開業時のためにつくった広告にHPのアドレスを入れれば，HPにアクセスしてもらえます。

開業時はとても多くの事柄を同時に処理していかなければならないため大変ですが，このようなメリットを考えると，HPは医院のオープンに先駆けて作成するとよいでしょう。

## チェックポイント

- 開業予定日決定や，求人募集開始のタイミングでHPを立ち上げられると効果的
- HPが完成していなくてもブログなどで情報発信を行う
- 建設工事期間中は簡易的なHPでもOK
- HPでの求人募集はより良い人材が集まる可能性が高い

## 3. 開業成功のためのメラビアンの法則

　最近，ご近所で開業した医院がとても順調な様子です。開院直後から駐車場に多くの車が停まっています。なぜそんなに順調なスタートを切ることができたのでしょうか。この医院はこれまでに述べてきたことを実践していて，良いお手本のようでした。以下にまとめてみます。

### 開業前から医院名が決まっている
　建設中から「医院開業予定地」ではなく，「○○医院　○○年○月開業予定」と医院名が掲示されており，事前の周知が徹底されていました。

### 医院のネーミングが良い
　「鈴木医院」などではなく，「おひさま」「ほのぼの」「ぽかぽか」などオノマトペ語感を大切にした響きのよいネーミング。

### ネット上でも早めの宣伝
　建設中からソーシャル・ネットワーキング・サービス（SNS）やブログでしっかり工事の進捗状況などの情報発信がされていました。

### コンセプトの明確化
　どのような患者層にどのような診療をするのか，たとえば，主に女性と子どもを診療する医院であることが明確に伝わっています。

### 目を引く外観
　前を通りかかる人すべてにアピールできる外観で，患者さんではない人にも医院の存在を知ってもらえます。

　このようなことをしっかり押さえておくことが順調なスタートにつながるのだと改めて認識しました。前述の通り，医院を含めた店舗などの建設工事は，着工時から前を通る人に注目されています。工事期

間中や完成直前，完成後，それぞれのタイミングでメラビアンの法則が働いていることを意識して，サイン表示などに心配りをしましょう。

### チェックポイント

- 医院の前を通過する人を意識する
- メラビアンの法則は建設工事中から始まっている
- 医院の名前は早めに決める

### •こぼれ話• 逆メラビアンの法則

　　先日見かけた医院さんは，見事に逆メラビアンの法則に当てはまっていました。

- 道路沿いに建つ3階建ての立派な建物
- 建物と道路の間に駐車場はない
- 建物端の1階が通路（車1台幅）で駐車場の入口
- 通路の正面が院長車の駐車スペース
- 立派なドイツ車が停められている

ということで，この医院を受診する患者さんが，敷地に入って最初に向かい合うのは「ドイツ製高級車」です。

　別の医院では，医院入口の真横に屋根つきカーポート，そしてそこにはまたしても「ドイツ製高級車」が……。決して「ドイツ製高級車」が悪いわけではありませんが，院内の「停めやすく」「便利で」「目立つ」ところに停まっていると，「この医院の方針は，患者さんより院長先生優先なのかな」という先入観を持ってしまいます。これが逆メラビアンの法則です。

　さあ，みなさんの医院ではどうでしょうか。

# 第2章 面接採用・人事評価—チームの条件整備

## 1 採用時のポイント

### 1. 新人は2人同時の採用がおすすめ

　医院経営に余裕がないと，多めにスタッフを雇うことはなかなか難しいと思われがちですが，新人を採用する場合，2人1組での採用がよいと考えています。

　その理由は，

① 同期がいるといろいろな相談ができて心強い
② 先輩から叱られても，仕事帰りの喫茶店で2人で愚痴をこぼしたりしてストレス発散になり，簡単に退職しなくなる
③ 指導側も2人同時に教えることができ，教育が効率的になる
④ 万が一，急に辞める人がいたとしても人員に余裕がある

というものです。

　マイナス点は，2人ともあまりやる気がなかったり，向上心がない場合は，逆にダメージが大きくなってしまいます。そのため2人採用の場合，採用・面接できちんと人物を見きわめることが，よりいっそう大切になります。

　2人採用は人件費の負担が重くなると思われるかもしれませんが，常勤スタッフの1日当たりの人件費は1万〜1万5000円くらいです。

この金額を患者さんの平均点数に置き換えると，1日2〜3人の患者さんが増えれば人件費がペイできる金額です。

受付スタッフが増えることによって待ち時間が1分短くなれば，医院全体で1分×50人＝1日50分の延べ待ち時間が減り，診察の流れもスムーズになり，さらにスタッフの残業時間も減ります。

このようなことが患者さんの満足度をアップさせ，それがスタッフの満足度アップにつながっていくと考えます。

## 2. 応募者は潜在ファン患者さんである

スタッフの面接は医院にとっても大きいイベントです。通勤エリアの住民は患者さんになる可能性が大きく，医院で働く気があるということはファン患者さんになってくれる可能性も大です。このような方々に対して，全員採用できるわけでもありませんので，不採用の方にもなんとか良い印象を持って医院を後にしてほしいのです。

新しく開業する医院の場合，郵送による書類選考まで含めると，通勤可能な地域の女性から多くの応募があります。これは自院に強い興味を持っていて，ファンになってもらえる患者さん，口コミで評判を広げてくれるキーパーソンがそれだけいるということになります。

また，中途採用でスタッフを募集する場合も同様で，目的はスタッフの補充ですが，応募される方々を通じて，とても大切な自院の広報活動をしているという意識を持ちましょう。

たとえば，スタッフ面接の場でも自己紹介や動機を一方的に聞くだけでなく，院長先生自らが，短い言葉でもよいので医院の理念や地域貢献の気持ち，患者さんへの思いを話すとよいでしょう。地域の女性数十人それぞれに先生の気持ちを伝えるチャンスはなかなかありませ

ん。開業前のスタッフ面接だけでなく，開業後のスタッフ採用時も一期一会を大切にしましょう。

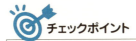
**チェックポイント**

- スタッフ定着率を上げるために2人1組で採用する
- 面接を受けに来る方は潜在患者さんである。不採用でも気持ちよく帰ってもらう工夫を

第2章 ● 面接採用・人事評価──チームの条件整備 ●

# 2 面接の流れとポイント

## 1. 人事のプロではない院長先生

　医院のスタッフは，少人数のチームでパート職員も多く存在し，看護師・OT・PT・視能訓練士など様々な有資格者が必要となります。また女性中心（出産育児や結婚退職の課題があります）で，新卒者より中途入社が多く，土曜日の勤務や，平日も夕方の診療があるという職場環境です。そして，中間管理職が不在で院長とスタッフだけという組織形態です。その上，採用担当者（院長）は人事のプロではありません。
　このような条件の中で，自院にふさわしく，患者さんからの評価も高く，さらに定着してくれるスタッフを見出すことは，本当に困難なことですが，これまでの経験から現場で役に立った方法をご紹介します。

## 2. 採用面接までの流れ

### (1) 募集

　スタッフを募集するステップは求人からスタートします。第1章で述べたように職業安定所や学校への求人など無料のものから，新聞の折込広告や求人誌への掲載など，有料の媒体もあります。また，インターネットでの募集・応募も年々増加しています。

### 募集のポイント

　勤務時間や給与条件だけでなく，医院の雰囲気を伝える表現や，どのような人材を求めているかというキーワードを入れましょう。たとえば，「常勤受付事務募集　月給18万円より　経験者優遇」よりも「健康な笑顔を増やすお手伝いをしています。やさしさ溢れるスタッフ募集！！」といった文章が効果的です（第1章2「HP・求人広告のポイント」参照）。

## (2) 面接準備

　スタッフ面接を行うときに大切なのは，「応募してくれる方は患者さんの代表である」という意識です。面接の申込みや問い合わせ電話にも丁寧に対応できるように，院内でしっかり情報共有をしておき，スタッフ全員が新しい仲間を迎え入れる準備を整えます。

### 面接時間

　応募者1人ひとりにゆったりした時間を確保します。診察が始まってしまったり，ほかの予定のために打ち切るようなことがないよう，最低でも1時間くらいの余裕を持ちましょう。

### 面接場所

　応接スペースがない場合，院内のスタッフルームなどを使用することもあります。応募者から自院の印象を見られているという意識を持ち，周囲の整理整頓と清掃をきちんとしておきましょう。

### 交通費，日当

　応募者は，履歴書作成や医院への往復の交通費など，費用をかけて来ています。旅費交通費支給の規程を定め，交通費や図書カードなどを準備しておきましょう。

## (3) 面接

　　30分前後の短時間の面接で，採用してほしいと思っている応募者の本質を見きわめることはかなり難しいと思いますが，面接の流れについて具体的にご説明します。

**① 待合室などから面接する部屋へ呼び，座ってもらう**

　　化粧や髪型，服装が医療機関のスタッフとしてふさわしいか，ドアの開閉や座り方などが丁寧な動作かどうか，身だしなみや動作のチェックをします。

**② 院長先生の自己紹介と医院の紹介**

　　自院の理念や診療方針，スタッフに求めることをしっかりお話しします。話を聞く態度や表情（自然な笑顔）やアイコンタクトに好感を持てるかどうか，理解力などのチェックをします。あえて応募者の動機を尋ねる前に，院長からの話をするようにしています。

**③ 応募者の自己紹介と応募動機を尋ねる**

　　院長の話を終えたあとに，応募者に自己紹介と応募動機を尋ねます。ホームページなどがあれば事前に予習をしているかどうか，院長の話を把握した上での会話内容になっているかどうか，表現力と理解力のチェックをします。院長の話を取り入れた応募動機など，応用力を確かめることができるためこの順番にしています。

**④ 質疑応答**

　　前職の退職理由，医院までの予定通勤ルートなどの質問をします。こちら側からの質問に対して，まず，質問そのものに正しく答えられるかどうかで理解力を，また，謙譲語と尊敬語をきちんと話せるかどうかをチェックします。医院までの予定通勤ルートの説明では，わかりやすい表現ができるかどうかを確認します。質疑応答では，質問と

その返事で終わりではなく，その会話の中で「なぜ」を大切にして追加質問を重ねると，用意した答えではなく本音の部分が少しずつ表れてきます。面接時に，尊敬する人物や愛読書など，業務と直接関係がない質問をすることは労働基準監督署のルールから外れるため，ご注意下さい。

⑤ **質問**

応募者から質問をしてもらいます。質問内容が休日や給与，待遇面ばかりなのか，仕事のことについてなのか，いろいろ判断材料が出てきます。

⑥ **まとめ**

面接に来てくれたことに感謝し，図書カードなどを渡して，面接結果についていつまでに連絡するかを伝え，面接を終了します。できれば，医院の入口まで見送るとよいでしょう。

## 3. 面接のひと工夫

机の前に座って話をするだけでは，なかなか応募者の方の本質を見ることは難しいので，ひとひねりを考えてみました。まずは，スタッフによる面接です。面接を一次・二次にわけ，一次面接をスタッフによって実施します。

もう1つは，面接の場から自然な流れで場面転換をすることです。院長の面接中に，スタッフが「お話し中失礼いたします」と会釈して，メモ用紙を院長に渡します。院長に用事ができ，中座するという演出です。

院　長　「わかりました。○○さん，こちらは今日面接で来て下さっている△△さんです。申し訳ありませんが，少し院内をご案内して頂けますか？」
スタッフ「かしこまりました。△△さん，ご案内いたします」

　院内を案内し，途中で医院のパンフレットを渡します。案内終了後，面接の場に戻ります。

> **チェックポイント**
>
> - 案内してもらうときに「お願いします」
> - パンフレットや物品を渡されたときや案内終了後に「ありがとうございました」と基本的な挨拶ができるか
> - 案内している間に自分から積極的に質問をするか
> - 案内を担当したスタッフが受けた印象はどうか

　この4つのチェックポイントをクリアできるか確認します。さらに追加で，待合室のゴミ箱の横にわざとゴミを落としておいて，応募者の方の動きをみます。さりげなく拾ってゴミ箱へ捨てる，まったく気がつかない，捨ててもよいか質問する，などがありますが，さりげなくゴミを拾うことができる方を採用したいですね。

## 4. 借りてきた猫を見抜く

　男性の院長先生が，女性の求職者に対して面接をするという場面で相手の本質を見抜くことは，なかなか困難だと言わざるをえません。そのため，院長夫人や女性スタッフなどの同性や同年代の視線を面接に取り入れるようにしましょう。

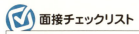 **面接チェックリスト**

氏名 _____

| 項目 | 細目 | 評価（点） |
|---|---|---|
| 身だしなみ | 化粧・髪型<br>服装<br>立ち居振舞い | 5 ・ 4 ・ 3 ・ 2 ・ 1 |
| 笑顔 | 自然に笑顔が出るか<br>アイコンタクト | 5 ・ 4 ・ 3 ・ 2 ・ 1 |
| 表現力 | 敬語・謙譲語<br>言葉遣い<br>声の大きさ・わかりやすさ | 5 ・ 4 ・ 3 ・ 2 ・ 1 |
| 理解力 | 質問に対する答え<br>話を聴く態度<br>当院のHPをチェックしているか | 5 ・ 4 ・ 3 ・ 2 ・ 1 |
| 履歴書 | 丁寧な文字<br>きちんとした写真<br>応募動機 | 5 ・ 4 ・ 3 ・ 2 ・ 1 |
| 合計ポイント | | |

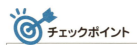 **チェックポイント**

- 面接は広報活動である
- 女性には女性の目線で面接をする
- 同性や同年代の感性を大切にして面接評価をする
- こちらも面接されていると考え，医院のアピールをしっかり行う

## 5. 交通費や図書カードを準備する

　最近では新卒の就職活動がどんどん前倒しになり，医療介護系の採用活動の厳しさが増しています．そのため，面接に来てくれた方には少しでも満足感を持ってもらえたらと考えています．

　昔の話になりますが，自分自身の経験を振り返ると，1979年に東京から大阪の紡績会社へ面接に行ったことを思い出します．大学4年生の筆者にとってすごくうれしかったことは，「交通費」を頂いたことです．当時も出張・旅費規程があったのでしょうか．交通費と少しのお手当だったような記憶がかすかにありますが「うれしかった」という気持ちは今でもしっかり覚えています．

　応募された方は履歴書用紙代，写真代，往復の交通費などの実費がかかっていますので，面接の際に少しでもその足しになるものをお渡ししたいと考えています．弊社では図書券をさしあげていますが，コンビニでも使用できるQUOカードも好評なようです．たとえ採用に至らなくても，ファンになってもらえるような対応をするとよいでしょう．

　書類選考で残念ながら不採用となった方に対しても，一方的なお断りではなく，応募時の切手，用紙，写真代程度のお礼とともに，前述したような先生の気持ちを伝える文章を添えるとよいのではないでしょうか．

第2章 ●面接採用・人事評価―チームの条件整備●

# 3 採用時の書類

## 1. 労働契約通知書

　小規模な医院の場合，ついつい面倒な書類手続きを省略しがちですが，労働基準法を遵守することは医院を守ることにもつながります．面倒だ，わかりきったことだと考えずに，採用時には必ず労働契約通知書（**表1**）を新人さんに渡しましょう．

　また，スタッフの人数が10人未満なので就業規則をつくらなくてもよいと勘違いをされているクリニックもありますが，「届け出をしなくてよい」ということと「就業規則をつくらなくてよい」ということは異なります．小規模なクリニックでも，就業規則を整備しておくことが結果として自院を守ることにつながります．

　筆者のこれまでのコンサル経験からの事例をもとに，いくつか紹介します．

### 就業の場所について

　分院や別の事業所（介護老人保健施設やグループホームなど）がある場合などで，他施設の人員基準が足りないため，ほかの場所での勤務をお願いしたところ，「本院以外の勤務は嫌だ，契約書にも現在勤務している病院の住所しか記載されていない」と拒否されてしまった．

➡ 複数の事業所があり，転勤の可能性がある場合は就業場所として明記しておく

## 表1　労働契約通知書

労働契約通知書

氏名　　　　　　殿

| 契約期間 | 令和　年　月　日　～　令和　年　月　日 |
|---|---|
| 就業の場所 | |
| 従事すべき業務の内容 | |
| 就業時間及び出勤すべき日 | 　　　　月　火　水　木　金　土<br>午前<br>午後<br><br>勤務時間（勤務日に○）（週　時間勤務）<br>　：　～　：　曜日（　　　　） |
| 時間外及び休日労働 | 業務の都合により時間外または休日労働あり |
| 休　暇 | |
| 給　与 | 給与は毎月　　日に締め当月の　　日に支払う<br>給与の計算根拠は下記のとおりとする。<br>1. 基本給　（　　　）円　2. 経験給　（　　　）円<br>3. 資格手当（　　　）円　4. 皆勤手当（　　　）円<br>5. 通勤手当（　　　）円　6. その他　（　　　）円 |
| その他の事項 | |
| 備　考 | |

労働契約の締結にあたり上記のとおり労働条件を通知いたします。

令和　年　月　日

#### 業務の内容について

　看護師として採用したスタッフに，業務内容を看護業務と記載しており，人手が足りない際に受付業務をお願いしたところ「私は看護業務しかやりません」と断られてしまった。

　➡ 看護師やほかの有資格者も，その資格の業務内容に「病院運営のための各種業務」などの表記を加え，幅を持たせておく

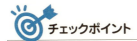

- 複数の事業所がある場合，転勤もあることを明記しておく
- 採用時には想定していない業務の発生もあるため，医院の業務全般をカバーできるよう，業務を限定した言葉を契約書に使わない

## 2. 誓約書，試用期間にかかわる合意書

　最近ではSNSが広く使われるようになり，ネット上に若い方のいたずら動画などが上げられて大きな問題になっています。患者さんの大切な個人情報がたくさんある医療機関としては，個人情報を守るという誓約書（表2）は必ず提出してもらわなければいけない書類です。誓約書では，在職中だけではなく退職後も守秘義務があること，医院に損害を与えた場合には賠償責任を負うことなどを明示しておきます。

　また，就業中の携帯電話の使用を禁止する，といった患者さんの個人情報の流失を防止するための規程も策定しておかないと，管理をしていなかった医院側の責任が問われることになります。

　試用期間にかかわる合意書（表3）も同様に，入職時に記入してもらう大切な書類です。一般的な就業規則では，試用期間を3カ月程度に

### 表2 誓約書

誓約書

院長　殿

貴院における勤務にあたり、下記事項を理解し遵守履行することを誓約いたします。

記

1. 貴院の就業規則及び服務に関する諸規程に従い、誠実に勤務すること。
2. 採用時に貴院に対し提出した書類の記載事項に事実と相違があった場合、又は試用期間に貴院における勤務に不適格と判断された場合は、採用を取消されても異存のないこと。
3. 業務上知り得た貴院の機密事項(個人情報※を含む)は、在職中及び退職後においても、理由の如何を問わず一切第三者に開示、漏洩、又は自己並びに第三者の為に使用しないこと。
4. 機密事項(個人情報を含む)の含まれた書面、資料及び記録媒体等を、在職中はもとより退職後においても、方法の如何を問わず複製しないこと、並びにこれら又はこれらの複製物を貴院の診療所又はその他の業務実施場所より持ち出さないこと。
5. 意又は重大な過失により貴院に損害を与えたときは、その損害について賠償責任を負うこと。
6. 常に医療従事者としての自覚を持ち、貴院の指示に従い職務に当たること。
7. 貴院に許可なく、他へ勤務し又は自己の営業を行わないこと。

※ 個人情報とは、業務上知り得た個人に関する情報(貴院に勤務する職員に関する情報を含む)であって、当該情報に含まれる氏名、生年月日その他の記述又は個人別に付された番号、記号その他の符号、画像若しくは音声により当該個人を識別できるもの(当該情報のみでは識別できないが、他の情報と容易に照合することができ、それにより当該個人を識別できるものを含む)をいう。

以上

令和　年　月　日
誓約事項を理解し遵守履行することを誓約いたします。

職員氏名　　　　　　　印

設定している医院が多いのですが，労働基準監督署からは2週間くらいにと指導を受けることもあります。試用期間中に1カ月間で勤務終了とし，「残念ながら不採用です」と伝えても，それを不服とし不当解

### 表3　試用期間にかかわる合意書

---

**試用期間にかかわる合意書**

院　長　殿

　私は、令和　年　月　日より貴院にて勤務する事となりました。なお、令和　年　月　日迄は、試用期間であることを了承します。試用期間については、下記の事項に留意の上、他の職員と協調融和し、院長の指示に従い誠実かつ忠実に勤務することを誓約します。また、試用期間に貴院において勤務することが適当でないと判断されたときは、採用を取り消されても異存ありません。

記

　試用期間中の者については、当院にて円滑な人間関係が築けるか、健康状態、出勤状態、業務に対する適正等を総合的に判断して、本採用の有無を決定しますが、職員として勤務させることが不適当と認められる場合、あるいは次の各号のいずれかに該当する場合は退職とします。なお、この決定については、試用期間満了日までを限度として行いますが、試用期間の途中であっても行うことがあります。

(1) 貴院へ提出した書類の記載事項、または面接時に申し出た事項が事実と相違するとき
(2) 職務に支障をきたす既往症等が判明したとき
(3) 解雇に該当する事由があったとき
(4) 院長の指示に従わないとき、又は職場の秩序規律を乱したとき
(5) 正当な理由なく遅刻欠勤等があるとき又は複数回の遅刻欠勤等があるとき
(6) 健康上、職務に耐えうる状態にないとき
(7) 勤務態度が悪く、若しくは業務に対する熱意がなく、職員としての適格性に欠くと貴院が判断したとき
(8) 必要な業務を習得する能力を欠き、通常の教育研修を受けたにもかかわらず、一定水準に達しない等、職員として勤務させることが不適当と認められるとき
(9) その他、貴院への報告事項を怠るなど、職員として勤務させることが不適当と認められるとき

以上

---

令和　年　月　日
試用期間の趣旨を理解し、誠実に勤務することに合意します。

職員氏名　　　　　　　　　印

---

雇と訴えられることもあります。このようなことから、試用期間にかかわる合意書には「当院にて円滑な人間関係が築けるか、健康状態、出勤状態、業務に対する適性などを総合的に判断して本採用を決める」

という点と,「試用期間中に採用を取り消されても異存はありません」と念を押す文章にしてあります。

　スタッフ採用時には,誓約書と試用期間にかかわる合意書の内容をきちんと説明して本人に署名をしてもらうといった手順を踏んでいれば,試用期間中の不採用決定時や,患者さんの個人情報の持ち出しなどのトラブルに対して強い抑止力になります。

## 3. 通勤経路届出書

　採用した方には,非課税の通勤手当を算定するために,通勤経路届出書を提出してもらいます(**表4**)。通勤災害などが発生した場合に,通勤経路届で申告したルート上であれば労働災害になり手当が支払われます。通勤経路から外れた場所での事故では通勤災害と認められないので,毎日通勤するルートをきちんと記入してもらうよう説明します。

## 4. その他の書類

### 有給休暇・特別休暇申請書(**表5**)

　働き方改革により,常勤スタッフは必ず5日以上の有給休暇を取得するよう義務づけられました。「うちは小規模だから」とか,「いつでも好きなときに休みをとっているので有給休暇の制度はありません」などとおっしゃる院長先生もいらっしゃいますが,もうそういうご時世ではないことをしっかり認識しましょう。有給休暇の申請書がある場所をスタッフが知らないなどは問題外です。入職時にしっかり説明をしておきましょう。

### 表4　通勤経路届出書

```
                    通勤経路届出書

      令和　　年　　月　　日              ┌──┐
                                         │承│
      ○○クリニック                      │  │
          院長　○○○○　殿              │認│
                                         └──┘
      下記のとおり通勤経路を届け出ます

  ┌──────┬─────────────────────────────┐
  │ 申請者 │ 氏名                          印  │
  ├──────┼─────────────────────────────┤
  │ 住所地 │ 〒　－                             │
  ├──────┼─────────────────────────────┤
  │ 通勤経路│ 通勤方法　自家用車　公共機関　その他（　　）│
  │        ├─────────────────────────────┤
  │        │ 地　図                             │
  │        │                                    │
  │        │                                    │
  ├──────┼─────────────────────────────┤
  │ 通勤距離│ 片道　　　km　　所要時間　　　分 │
  ├──────┼─────────────────────────────┤
  │ 備　考 │                                    │
  └──────┴─────────────────────────────┘
  ＊転居等により通勤経路に変更がある場合はすみやかに届け出てください
```

## 事故報告書（表6）

　また同様に，院内感染防止や医療事故防止のための研修も義務づけられています。事故報告書は事故に至らなかったヒヤリハットでも提出するよう，入職時にきちんと周知しておきましょう。また，ヒヤリ

## 表5 有給休暇・特別休暇申請書

有給休暇.特別休暇申請書

令和　年　月　日　　　　　　　　　　　承認☐

〇〇クリニック
　院長　〇〇〇〇　殿

下記のとおり休暇を申請します

| 申請者 | 氏名　　　　　　　　　　　　　　　　印 |
|---|---|
| 期　間 | 令和　年　月　日（午前・午後）から<br>令和　年　月　日（午前・午後）まで（　　）日間 |
| 種　類 | ・有給休暇　　　・特別休暇（無給休暇） |
| 事　由 | |
| 備　考 | 年間有給日数　　　　　　　日<br>申請済日数　　　　　　　　日<br>有給残日数　　　　　　　　日 |
| 変　更<br>希望日 | 業務上支障があるため下記の日に変更させていただきます。<br>令和　年　月　日（午前・午後）から<br>令和　年　月　日（午前・午後）まで（　　）日間 |
| 連絡先 | |

＊取得日の1週間前までに提出して下さい

**表6** 事故報告書

事 故 報 告 書

令和　年　月　日

○○クリニック
　　院長　○○○○　殿

承認

下記のとおり報告します

| 報告者 | 氏名　　　　　　　　　　　　　　　　　　印 |
|---|---|
| 日　時 | 報告事項発生日<br>令和　年　月　日（午前・午後） |
| 種　類 | 顧客事故　　器具備品損害事故　　その他事故 |
| 内　容 |  |
| 備　考 |  |
| 対　応 |  |
|  |  |

ハットの事故報告書を叱る材料にしてしまうと，提出されなくなってしまいますので，事故報告書が提出されたときにはありがとうと言えるくらいの心構えでいて下さい。次の事故防止のためのファーストステップですから。

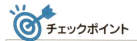 **チェックポイント**

- 有給休暇申請書，事故報告書の存在を周知する
- ヒヤリハットは責任を追及しない
- 医療機関に慣れた社会保険労務士とつながりを持っておく

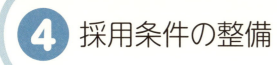

# 4 採用条件の整備

## 1. 中途採用者の給与と経験手当

　中途採用者，また新卒採用者を受け入れる場合も同様ですが，それぞれに具体的な給与金額の基準がなければいけません。今働いているスタッフと給与の逆転現象が発生しないように気をつける必要もあります。新人さんより基本給が安いとわかったら，今働いているスタッフは面白くありません。最近は求人難で，給与水準を上げないと応募がまったくないということもあり，募集広告に「常勤看護師 月給30万円以上，パート看護師 時給2000円〜」などと掲載したとします。今まで働いてきた看護師さんの月給が28万円，パートさんは時給1500円の場合，募集広告を出すタイミングで給与をアップしていなければ，今のスタッフから不満が出てしまいます。

　したがって，採用するためにというよりは，自院の給与体系と人事評価を明確にするためにも，しっかりした給与体系表を作成しておき，中途採用者がどこに位置するかがわかるようにしておくとよいでしょう。これまでの経験から，原則として自院の入社年次により基本給が決まり，後輩が先輩の基本給を追い越すことがないほうがよいと考えています（基本給の詳細については第4章2-1「賃金体系の明確化」で後述します）。ただし，ほかの医院でしっかり経験があり，仕事

のできる方を採用する場合は，基本給はルール通りですが，「経験手当」といった調整給与項目を設定して支給するようにします。こうすることで，基本給は人事評価のランクアップがない限りは入職年次順の金額になります。また，基本給に，四大卒なら2万円，短大，専門卒は1万円を上乗せすることで，基本給は少し変わるものの，同じ水準で昇給評価ができるようにします。

かなり以前に医師会などで使われていた給与モデルでは，基本給は11～12万円と低く設定され，職務手当や調整手当といった名目で数万円がプラスされるというやり方をよく見かけました。おそらく，これらは賞与や退職金などの計算上，基本給×月数，基本給×年数といった算式があるため，意図的に基本給を低く設定していたのではないか，と想像しています。

人を採用するために，また気持ちよく働いてもらうために給与体系，人事評価をしっかり構築しておくとよいでしょう。

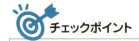
**チェックポイント**

- 中途採用者の基本給が今いるスタッフと逆転しないように注意
- ベテランの中途採用者には経験手当などを上乗せする
- 給与体系・人事評価の仕組みを構築しておく

## 2. 採用後の顔合わせも大切にしたいイベント

筆者が開業のお手伝いをさせて頂くときは，開業の前に，採用が決まったスタッフ全員で食事会をするようにしています。

タイミングはオープン1カ月前から2週間前までで，医院の近くの

飲食店で（お店の方に開院を知ってもらう目的もあります），食事をしながら院長先生，スタッフそれぞれの自己紹介などを行います。近隣に住んでいるスタッフも多いので，意外にも共通の知人がいたり，同じお店を利用していたりと，話が盛り上がります。

メインイベントは「ユニフォーム決め」。男性には理解しがたい盛り上がり方になりますがみなさんとても楽しそうです。スカートタイプかパンツタイプか，色は白かピンクか青か，カーディガンかエプロンか……などなど，とても白熱した時間が過ぎていきます。ただ，ある程度予算と候補を絞り込んでいないと決まらないので，院長先生がいくつかピックアップしておくことも大切です。

楽しさに忘れてしまいがちになりますが，入社手続きや就業規則の説明などの事務手続きもきちんとしておきましょう。

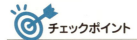
チェックポイント

- ユニフォーム決めという楽しいイベントでチームワークづくりをする
- 就業規則の説明など事務手続きを忘れず行う

第2章 ● 面接採用・人事評価―チームの条件整備 ●

# 5 医院の人事評価

## 1. 簡易評価表を作成する

　医院の場合,「人事評価」と大上段に振りかぶっても,ほとんどの院長先生は,日常的に顔を合わせているスタッフの人事評価なんてあまり関係のないことと感じられるのではないでしょうか。もしくは,難しそうで手をつけられないまま放置してしまっているのではないでしょうか。そこで,まずは①勤続年数,②仕事の能力,③人間性の3点に集約して,それを良い・普通・悪いの3段階で評価するというのはいかがでしょうか。

　簡単な表を考えてみたので,参考になさって下さい(**表1**)。表に院長先生の重視する項目を入れてみると,自院のスタッフ教育の方向性が出てくると思います。くれぐれも悪いところを叱るのではなく,「このような部分を伸ばしてほしい」という立場で活用されるとよいと思います。

## 2. 医院の人事評価制度―基本構築編

　繰り返しになりますが,スタッフの人事評価を小規模な医院でやるのはとても難しいことです。能力給だの成果報酬だの,書籍はたく

**表1　簡易評価表**

|  | 良い | 普通 | 悪い |
|---|---|---|---|
| ①勤続年数 |  |  |  |
| ②仕事の能力 |  |  |  |
| 　機器の操作 |  |  |  |
| 　電話応対 |  |  |  |
| 　患者応対 |  |  |  |
| 　指示の理解 |  |  |  |
| 　その他 |  |  |  |
| ③人間性 |  |  |  |
| 　協調性 |  |  |  |
| 　積極性 |  |  |  |
| 　挨拶，笑顔 |  |  |  |

さん出版されていますが，読んで理解し，さらに導入した上で継続的な評価をするのは不可能に近いでしょう。そこで医院なりの，前項でご紹介したような簡易で継続できる人事評価システムを考えてみました。ここから自院での人事評価を重ねて，3～5年ごとに評価項目を増やし，また，3段階の簡易な評価から「とても良い指導ができる」などといった細かい評価も増やしていくとよいでしょう。

### ステップ1

3つにわけた項目のそれぞれの比重を決めます。

①勤続年数・年齢の評価　　20点

②仕事の能力評価　　　　　40点

③人間性の評価　　　　　40点

合計で100点になるようにします。

### ステップ2

　　②の仕事の能力評価と③の人間性評価を3～5区分くらいにわけます。

　　②仕事の能力評価
　　　　（1）機器（レセプトコンピュータ，電子カルテ）の操作
　　　　（2）電話応対
　　　　（3）患者応対
　　　　（4）指示の理解
　　　　（5）その他
　　③人間性評価
　　　　（1）協調性
　　　　（2）積極性
　　　　（3）挨拶，笑顔

### ステップ3

　　それぞれを評価します。
　　よくできる　　　10点
　　普通　　　　　　5点
　　あまりできない　0点

### ステップ4

　　自院の平均点数をつくって，ベースアップの金額をかけます。ベースアップ分の金額の決め方は，第4章2-3「ベースアップは春闘に合

わせる」で後述します。

自院の平均点数は，先生の考える自院の平均像，もしくは平均と思われるスタッフの点数を基準にして算定します。

● 計算例

基本ベースアップ金額×その方の点数÷平均点数＝その方のベースアップ分

・平均より少し良い方

2000円×70点／平均60点＝2300円

・あまりできない方

2000円×30点／平均60点＝1000円

この金額が，1年間勤務した年功分となります。

よくできる，普通，あまりできないの評価は，院長先生の主観かベテランスタッフとの話し合いで決めてよいでしょう。ただし，評価をしたあとに本人へフィードバックすることも大切です。

## 3. 医院の人事評価—ステップアップ編

ここまではシンプルな人事評価表について述べました。ただ，人事評価というものは減点法で行うものではなく，「当院では1年目にここまでできてほしい。5年目のスタッフはここまでできてほしい」という目標を示すものです。

評価をしたあとでも別のタイミングでもいいので，できるだけ個別に話す機会もつくり，「患者さんとのコミュニケーションはよくできていますが，レセプト入力でのミスが多かったので今年は入力ミス半減を目標にして下さいね」など具体的な目標を示すとよいでしょう。

それができるようになったら，人事評価制度のステップアップです。

ステップ1の年齢評価20点，仕事の能力評価40点，人間性評価40点から，年齢評価10点，仕事の能力評価30点，人間性評価30点，目標評価30点など，自院が重視する部分を追加したり，評価点数をアップしたりするとよいでしょう。

## 4. 小規模な医院の賞与評価について

### 思いつきやイメージでの賞与評価に注意

小規模な医院での賞与金額は，院長先生の主観的な判断で決められていたり，逆にスタッフ全員一律で同じという医院もあります。また，中途採用も多いので，新卒で採用されたため30歳で10年選手であったり，40歳で入職1年目など，スタッフの経験年数と実年齢が逆転していることもあります。

その上，受付や看護師，看護助手など様々な職種と常勤パートが入り混じっているために運用が複雑になり，スタッフ間で賞与金額が原因の不公平感や不満が広がり，その結果，チームワークの悪さなどから，患者さんの流出につながってしまうこともあります。

### 現状の把握

まずは院長先生がスタッフ全員と面談します。スタッフがなんとなく感じている不満や要望をヒアリングし，スタッフ全員の立ち位置や相互評価も聞き出します。このような聞き取りを行うことで，不満を持つスタッフのガス抜き効果や，院長先生に話を聞いてもらえたという安堵感もあり，突然退職届を提出されるといった最悪の事態にはならず，事前に退職の意思表示をして頂ける場合もあります。

このような点から，年2回の賞与算定時期に前述の評価表を用いて簡易的な人事評価を実践し，スタッフの面接をしてみましょう。

　具体的には，ベテランスタッフから，理解力があまりない新人の教育にわずらわしさを感じているといった意見が出てきた場合に，新人スタッフの覚えが悪いのか，またはベテランスタッフの教え方が悪いのかを院長目線でチェックしてそれぞれの評価に加えるようにします。

## スタッフの不満への対応

- 給与や賞与，残業手当の計算などの根拠が不明なため不信感を持っている
    - ➡ 丁寧な説明をする。あいまいだったり間違っていた場合は改善の約束をする
- 朝礼やミーティングなど院内での情報伝達の場がなく，方向性が見えない
    - ➡ 毎朝の簡単な朝礼や月1回のミーティング時間を確保する。昼休みが短い場合は昼食を医院側で用意し，食事をしながらミーティングを行う（第5章1-4「お弁当ミーティング」参照）
- 忘年会などの非公式なコミュニケーションの機会がなく，気軽に話せる雰囲気がない
    - ➡ 新年会，クリスマス会，忘年会など年に1～2回は会食を行う
- 業績向上などの評価もなく，努力することに対するモチベーションが低くなり，進んで何かするよりもしないほうが楽，という風土がある
    - ➡ 賞与の評価基準などを決め，スタッフと共有する

　スタッフの面談の結果，このような不満が出てくることもあります。これらの意見をベースに，院長として院内改善の方法を考え，実

践していきます。特に，朝礼だけではなく月1回の幹部会やスタッフミーティングで公式な情報伝達の流れをつくることや，忘年会などで年に数回は非公式コミュニケーションの場の機会をつくること，企業規則や給与表などを公開することは大切です。

このような対応を積み重ねることによって，スタッフの働き方改善につなげていきましょう。

### 人事評価のまとめ

公平性，透明性を保ち，常にスタッフの納得が得られるよう配慮しましょう。

① 人事評価の導入，評価項目をスタッフ全員に公開する

② 人事教育：スタッフミーティングで定期的な研修を重ね，スキルアップを図る

③ 評価する人の公開：院長先生，主任などできるだけ複数人で，多面的に評価できるようにする

④ 評価者の訓練を実施する：好き嫌いでの評価を避けるためケーススタディを行い，医院の基準を定める

⑤ 人事評価の項目を設計する：仕事に対する姿勢の評価，能力の評価，業績評価を公開する

⑥ 人事評価の確定：部長や主任といった役職者を特に選任していない医院の場合でも，勤続年数が一番長いスタッフ，もしくは一番年長のスタッフが評価をする。それにより院内の組織ができあがり，教育指導などもしやすくなる

⑦ 評価面談：院長先生がスタッフを個別で面談し，話し合う

このような積み重ねの結果，院内でのコミュニケーションが改善され，スタッフのやる気や気配りの能力も上がります。これらは必ず増患や患者さんの満足度向上につながっていきます。また，評価項目を医院全体で共有することにより，自院の大切にしているポイントをスタッフ全員で自然に共有できますので，医院の理念や診療方針に沿った評価項目を採り入れるとよいでしょう。

## 5. 仕事評価表のレベルアップ

基本的な人事評価，個人面談の実施など院内の環境が既に完成している場合，もしくは第2章5-1「簡易評価表を作成する」の基本的項目からスタートして流れができてきている場合などには，仕事評価表のステップアップをお勧めしています。

大きな項目は5～8項目に抑えてあまり細かくならないように設定し，図1のようなグラフをつくってみましょう。図1に入っている項

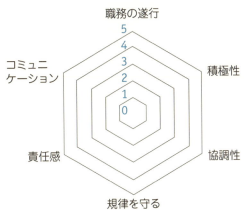

図1　評価ポイントの例

目のほかには，報告連絡相談など自院が大切にしている項目を採り入れるようにします。

　この人事評価の大きな流れは前項と同じですが，以下の順番で行います。

　①自己評価：自分で各評価項目の点数をつけてみる
　②上司評価：上司（院長先生）が評価する
　③評価の差違をベースに面談を行う

　本人の評価と上司の評価ポイントをグラフ化してみると，強みと弱みが可視化され，面談がとてもやりやすくなります。下側3項目には社会人として必要な規律・責任感・協調性などもベースに入れ，上側3項目をコミュニケーション，積極性，仕事の専門性といった項目に設定します。そのグラフの形によって，仕事はできるがコミュニケーションは苦手，仕事ができてコミュニケーションも良好だが規律，責任感に欠けている，などといった1人ひとりの特徴が見えてきます。

　また，グラフ化することにより，本人と上司の評価の乖離や，医院全体の平均点との比較により，評価されるスタッフの強みと弱みも見えてきます。

　このような評価表があると，「医院全体のコミュニケーションの平均は4ですが，あなたは2でやや苦手なようですね。これからどのように取り組んで伸ばしていきますか？」といった前向きな面談にすることができます。

## 現場で使える評価表

　実際に医院で使用されている仕事内容確認シートをp.72でご紹介します。この表は，社会人としての基本の項目である協調性，規律を

守ること，責任感などの項目を設定します。実際の評価事項を1項目につき3つに絞り込むことによって，評価する側にとっても，自己評価をするスタッフにとっても，わかりやすくしています。

　自己評価は，以前「できる・普通・できない」としていたとき，すべて普通に丸をしてしまう事例が多くみられたため5段階の評価区分にしています。このシートを本人が記入し，さらに上司がその内容を確認しながら記入していくと，人事評価のプロではない人にも詳細な評価ができます。

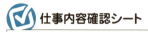 **仕事内容確認シート**

氏名 _____

自己評価基準
5 人に教えることができる
4 積極的にできる
3 できる
2 指示されないとできない
1 できない

| 課業 | 内容 | 自己評価 | | | | | 上司チェック |
|---|---|---|---|---|---|---|---|
| 規律を守る | 院内の規則，ルールを遵守している | 5 | 4 | 3 | 2 | 1 | |
| | 好感のもてる身だしなみ，言葉遣い | 5 | 4 | 3 | 2 | 1 | |
| | 遅刻・欠勤をしない | 5 | 4 | 3 | 2 | 1 | |
| 協調性 | 人間関係を大切にし，組織に貢献している | 5 | 4 | 3 | 2 | 1 | |
| | 上司・同僚への報告・連絡・相談 | 5 | 4 | 3 | 2 | 1 | |
| | 困っているスタッフを自主的にサポートしている | 5 | 4 | 3 | 2 | 1 | |
| 責任感 | 与えられた仕事は責任を持って最後までやり遂げている | 5 | 4 | 3 | 2 | 1 | |
| | 自分の役割や責任をよく認識して行動している | 5 | 4 | 3 | 2 | 1 | |
| | 仕事を他人に押しつけたり，責任を転嫁したりしない | 5 | 4 | 3 | 2 | 1 | |

| 課業 | 内容 | 自己評価 | | | | | 上司チェック |
|---|---|---|---|---|---|---|---|
| 積極性 | 必要な知識・技術の向上のため常に努力している | 5 | 4 | 3 | 2 | 1 | |
| | 困難な仕事や面倒な仕事に率先して意欲的に取り組む | 5 | 4 | 3 | 2 | 1 | |
| | 院内の美化・整理整頓・節約を心がけている | 5 | 4 | 3 | 2 | 1 | |
| 職務の遂行 | 患者・職員の安全を考えて,常に事故防止に向けて行動している | 5 | 4 | 3 | 2 | 1 | |
| | 職務における問題点を発見・分析し,解決しようと努力している | 5 | 4 | 3 | 2 | 1 | |
| | 理念を実践できるよう努力している | 5 | 4 | 3 | 2 | 1 | |
| その他 | 健康管理に努めている | 5 | 4 | 3 | 2 | 1 | |
| | 上司の指示や同僚の意見を的確に理解できる | 5 | 4 | 3 | 2 | 1 | |
| | 自己の考えを相手に理解しやすいようにまとめ,簡潔かつ正確に表現する | 5 | 4 | 3 | 2 | 1 | |

| 本人コメント | 上司コメント |
|---|---|
| | |

この表の実践版は下記よりダウンロードできます。医院でご活用下さい
https://www.jmedj.co.jp/files/premium_blog/stmn/stmn_sheet.xls.zip

## 第3章 教育・研修──スタッフの力を引き出すために

# 1 新人教育

## 1. 採用後のポイント

### 初出勤日は余裕のある日にする

　初めての出勤日は，比較的時間に余裕のある日がお勧めです。ゆっくり教えることができ，質問にも丁寧に答えられるためです。

　たとえば，初出勤日を週の初めの月曜日にしてしまうと，患者さんが多く忙しいため新人さんに教える時間の余裕もなく，昼休みもきちんととることができないといった状態になるため，新人さんはびっくりしてしまいます。このような理由から，患者さんが比較的少ない週の半ばの水，木曜日や午後休診の日があれば，これらの日を初出勤日にするとよいでしょう。午後休診なら忙しくても半日で終わり，午後は歓迎会を行うことができます。

　一番大切な点は，新人スタッフを心から歓迎することです。そのためには院長自身から感謝の気持ちをしっかり伝え，スタッフ全員で仲間として受け入れるということを事前にミーティングなどでしっかり確認し，共有しあうことです。

#### 先輩の実体験をメッセージにする

　新人さんを採用するというのはなかなか大変です。やっとのことで採用した方には，確実に定着してもらいたいと思うのではないでしょうか。最近では1週間で辞めてしまう新人さんも見かけます。歓迎会などのイベントも大切ですが，まずは短い時間でもよいのでスタッフの顔合わせの場をアレンジしましょう。

　顔合わせの場で，先輩からのメッセージとして，

- この医院を選んだきっかけ
- 医院の理念を実践するために心がけている習慣
- 患者さんからの声かけで一番うれしかったこと

　これらを先輩が自己紹介にまじえて話すと，新人さんの心に響くのではないでしょうか。また，先輩スタッフにとっても自分の仕事や仲間のプラス面を見直す良い機会になります。

## 2. 研修の流れ

　先日，スタッフ採用の打ち合わせをしていた際，「これからの高卒は，2000年生まれなんですね」という話題になりました。

　団塊の世代からバブル世代，団塊ジュニア世代，氷河期世代，ゆとり世代から，ついにさとり世代が社会に出てきました。医療機関の新人教育は，その世代に合わせて変化する必要があります。もちろんほめて育てる場面は必要ですが，患者さんの身体に関する仕事ですので，上手に「叱る」ことも大切です。

以下に新人研修プログラムの流れをまとめてみました。

**1日目**
- 入社式,オリエンテーリング
  ノートとボールペンをプレゼントし,ノート取りの大切さの説明からスタートする
- 医院紹介
  院長が理念や診療方針を説明する時間を必ず設ける
- 入社手続き,書類手続きなどの事務処理

**2日目**
- 基本研修＋院内見学
  院内を案内しながら,患者さんの動き,スタッフの動きを教える

**3～7日目**
- 医院の業務の基本講座
  一部はテキストによる学習。医療保険の基本,接遇マナーの基本,高齢者,障害者理解,緊急時・災害時対応など

**8日目以降**
- OJT
  主任,先輩が仕事をしながら解説する

**1週間目,2週間目,1カ月目**
- 30～60分間の面談
  区切りのタイミングで必ず行う。この面談では,人間関係で困っていることや仕事でのわからないことなどを,飲み物を用意してやわらかい雰囲気の中で話せるようにする

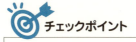
**チェックポイント**

- 院長自身が医院の理念や思いをしっかり伝える
- チームメイトとして，すべてのスタッフが新人教育に関わる
- 言葉だけで教えるのではなく，紙のマニュアルを準備する

## 3. メンター制度の導入

　新人スタッフが入職した場合，ベテランではなく勤続1～2年目の先輩を指導係（リーダー・メンター）にします。その理由は，指導係になるスタッフ自身が比較的最近入職しているため，初めの頃に何がわからなかったのか，人間関係で悩んだことなどが記憶が鮮明に残っており，どのようなことに注意するとよいのかという具体的なイメージを把握しやすいためです。また，新人スタッフを指導するということは，先輩スタッフにとっても自分の理解が不十分だった部分を復習するよいきっかけになるという点もあります。

　このようなことから，新人スタッフとタイプが似ていると感じられるような先輩スタッフを指導役に選任して，2人のチームとして動くようにします。後輩を指導するためには，普段の仕事とは別のいろいろな準備や工夫をしなければいけません。指導側が頑張って教えるモチベーションを高めるためにも，5000～1万円程度のリーダー手当を支給するとやる気アップにつながります（第4章2-2「役職手当」参照）。指導側のモチベーションが低ければ新人スタッフも当然同じ水準になってしまいますが，先輩の成功体験や，自身が患者さんに叱られてしまったなどの失敗を後輩にOJTをしながら伝えられると，本当に効果的な新人教育ができます。

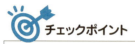 **チェックポイント**

- 比較的若いスタッフや新人とタイプの似たスタッフを指導係に選任する
- 指導役にはリーダー手当を支払う

## 2 スタッフのタイプ別教育方法

### 1. スタッフのモチベーションアップの工夫

#### 自院オリジナルのサンクスカード作成

男性の院長がトップの少人数チーム(女性中心の組織)の医院では,女性スタッフから,

- 頑張ったときにもっとほめてほしい
- もっと優しい言葉をかけてほしい
- 素直に「ありがとう」「ごめんなさい」と言ってほしい

といった要望がしばしば寄せられます。

しかし,多くの男性はこのような声かけを行うことに慣れておらず,なかなか実行できないのではないでしょうか。感謝の気持ちを素直に表現することが苦手な院長先生で,スタッフから「院長にありがとうと言ってもらったことがありません」と言われてしまったことはありませんか? 少々耳の痛い要望です。しかし,院長先生から見て「やる気がないのかな」「ほかのスタッフと仲が悪いのかな」と感じられるスタッフがいる場合には,このような声かけが大切です。そこで「ファイブベルカード」というカードをつくってみました(図1)。

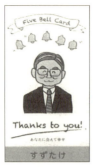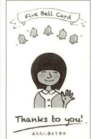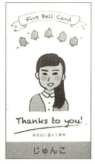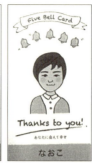

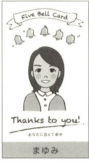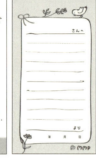

**図1** オリジナルカードの実例

ファイブベルカードは，

- 仕事を助けてもらったとき
- 頑張っているのを見たとき，感じたとき

このような場合に，感謝の気持ちやほめ言葉を伝えるツールとして使います。

本当は感謝しているけれど，恥ずかしくて伝えられない，同僚や後輩スタッフの頑張りに対して，うまく言葉をかけることができない，そんなときに活躍します（**図2**）。キャッチフレーズは，『MMPは「言わなくても伝わるよね？」をやめました』です。いかがでしょうか。

世の中には「サンクスカード」や「ファイブスターカード」などがあ

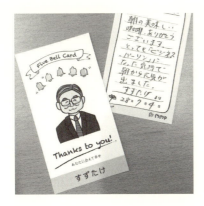

図2　カードの使い方

りますが，弊社では著者の名前の「鈴」をとって，ファイブ「ベル」カードという名前にしました。

このカードを使うことによって，

- コミュニケーションが円滑になる
- 人の良いところを見つける目を持つことができる
- 人から認められることで「もっと成長したい」「こんな自分になりたい」という気持ちの動機づけになる
- 何よりほめられるとうれしく，「ありがとう」と言われることも気持ちがよい

などなど，良いことがたくさんあります。

弊社でこのカードを提案し，実際に導入している医院では，「パームツリーカード」や「ファイブホーンカード」など，医院の特徴に合わせてつくったオリジナルのものを使用しています（**図3**）。また，このカードで使ったスタッフの似顔絵は，HPなどでも活用できます。**表1**は，実際に弊社で掲示しているカードの使用説明です。参考にして下さい。

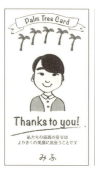  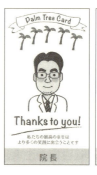 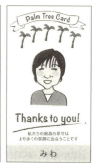

図3　パームツリーカード

表1　ファイブベルカードの説明

| ファイブベルカードとは |
| --- |
| ・相手の良いところを見つけて，伝える<br>・お互いを認め合うことで，コミュニケーションを円滑にする<br>・言葉では伝えにくい「ありがとう」を伝える |
| ファイブベルカードを渡すとき |
| ・自分1人だけで仕事をやっているのではないことに気づいたとき<br>・相手の気遣い，心遣い，スキルを自分に取り入れたいとき<br>・周りの協力を得たいとき |
| ファイブベルカードをもらったら |
| ・自分の仕事を自分でも認めよう<br>・相手が自分を見てくれていることに感謝しよう<br>※「ごめんなさい」は直接本人へ！ |
| ファイブベルカードのご褒美ルール |
| ・10枚渡す・もらう（計20枚）：好きな文房具など（予算1000円）<br>・50枚渡す・もらう（計100枚）：CDなど（予算3000円）<br>・100枚渡す・もらう（計200枚）：好きなお店を選んで全員でランチ<br>　（条件は，渡す・もらうがそれぞれ自分以外の人から等分であること） |

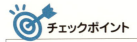 **チェックポイント**

- 自院のオリジナルカードを作成する
- 渡す・もらう枚数でご褒美を決める
- 1人ひとりの似顔絵を入れるなど，愛着が持てる工夫をする

## 2. 内向的なスタッフ

　内向的なスタッフが入職した場合，患者さんとの会話も少なめで，スタッフの会話にも入ってこられない場合もしばしばです。このような方に言葉だけで指導してもなかなか改善はできませんので，少しずつでも大きな声が出せるように，前向きに教育していく必要があります。

### 挨拶時にアイコンタクトをする

　基本的に，患者さんより先に声をかけることを心がけるように伝えます。患者さんから先に挨拶された場合は，必ず患者さんより大きな声でアイコンタクトをしながら挨拶します。

　この場合の練習方法ですが，スタッフ本人に対してアイコンタクトをとらずに，小さい声で「おはようございます」と言ってみます。声が聞こえていなければ挨拶されたかどうかわからない状況ですが，アイコンタクトがとれていれば声が小さくても挨拶していることが伝わります。これは，聴覚障がい者の方とのコミュニケーション手段「口話」に通じるものがあります。このように，相手と対面し，アイコンタクトと口の動きが見えるように挨拶することの大切さに気づいてもらいます。挨拶はコミュニケーションの第一歩です。

　その後は昼食時やプライベートの時間に，内向的なスタッフの趣

味や好きなもの，好きな音楽などについて会話することを勧めてみましょう。共通の話題が見つかれば大成功ですが，プライバシーへの踏み込み過ぎにも要注意です。好みが合う話題が見つかれば自然に会話が弾み，打ち解けてもらえると思います。

内向的なスタッフはこちらから迎えにいくというスタイルで，少々手間をかけてもコミュニケーションの上達を支援しましょう。

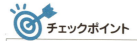
**チェックポイント**

- 挨拶におけるアイコンタクトの大切さに気づいてもらう
- 内向的なスタッフとの共通の趣味を見つける

## 3. 外向的なスタッフ

外向的なスタッフは，患者さんとのコミュニケーションも問題なくとることができますが，ついついなれなれしくなってしまう，敬語から友達言葉になってしまうといった問題点が出てくることもあります。

このため，早い段階で，親しくなった患者さんに対しても丁寧な言葉遣いが大切だと気づいてもらうためのミニ研修を行います。

### 「自分の父親が受診する」研修

朝，自宅で顔を合わせたときには何も言っていなかった父親が，突然受付に現れました。……というシチュエーションで，父親役とスタッフ役のロールプレイをします。

受付A「あんた，何だん？　どうしただん？」(三河弁です)

さらに続けて，

受付A「何しに来ただん？　何も言っとらんかったのに」(三河弁です)
父　親「ごめんごめん。ちょっと調子が悪かったもんでね」

　受付Aさんは自分の父親が突然来たため，びっくりして上記のような言葉を発してしまいました。そこで，待合室でこの会話を耳にしたほかの患者さん達がどう感じたかを想像してみます。

　2人の関係を知らない患者さん達にしてみると，「この医院の受付は，ひどく乱暴な言葉を使う人だな」「なんてなれなれしい言葉遣いをするんだ」「失礼な受付だな」といったイメージになるのは当然ですね。「あぁ，受付のお父様だったんだ」とわかれば納得してもらえるかもしれませんが，理解されなければ，乱暴な言葉遣いの受付がいる医院という印象が残ってしまいます。

　このような事例のシミュレーションを体験すると，「自分ととても親しい患者さんと当たり前のように友達言葉で話していても，2人の関係を知らない周りの人からはあまり良い感じはしない。だから，親しい患者さんとも，敬語を使い丁寧な言葉で会話をしたほうがよい」という気づきにつながります。

　外向的なスタッフは，患者さんと親しくなると，ついつい友達言葉を使いがちですので，入職後早めのタイミングで，このような体験・研修を行って気づいてもらうとよいでしょう。

### チェックポイント

- 受付と患者さんの関係（親しい方か，友人か）を周りが知らないことに気づく
- 院内では，たとえ身内であってもすべての患者さんに対して，丁寧な言葉遣いを心がける

第3章 ● 教育・研修――スタッフの力を引き出すために ●

# 3 5分間ミーティングでスタッフの気づき力アップ

　月に1回程度の院内ミーティングを1～2時間かけてしっかり実施するのも大切ですが，朝礼時や終礼時の短時間を活用して5分間のミーティングを行いましょう。短い時間でも，目的を持って集中すれば効果大です。1人ひとりのスタッフの小さな「気づき」が，医院の改善へのスタートを切るきっかけになります。

　5分間ミーティングの事例をいくつか紹介します。

## 1. HP，パンフレット研修

### 目的

　自院が患者さん向けに発信している基本的な情報を，スタッフ全員が共有しておくための研修です。

### 進め方

　研修の素材は

- 自院のパンフレット
- HPのトップ画面
- 待合室の掲示物

からピックアップします。

質問1：HPのトップに掲載されている当医院の特徴を3つ答えて下さい
質問2：院長先生の専門○○の症例数は？
質問3：当院で行っている自費治療○○の費用はいくらでしょう？

など，新人スタッフには簡単な質問を，ベテランスタッフには少し難しい質問をしてみました。みなさんあまり答えることができませんでしたが，これはもちろん，スタッフをいじめているわけではなく，自院の良いところ，HPやパンフレットでアピールしている点をできるだけ理解しておいてほしいという目的があります。

外部の患者さんへのマーケティングのためにHPやパンフレットがあるとすれば，この研修はまさしくインターナル・マーケティング（外部の患者さんに向けたものは「マーケティング」であり，院内向けのものは「インターナル・マーケティング」になります）そのものです。

## 2. いも虫研修

### 目的

「言葉だけの説明は患者さんになかなか伝わらない」ということをスタッフに理解してもらうための研修で，ただ「いも虫の絵を描く」だけのシンプルな内容です。

### 進め方（図1）

言葉では2，3分説明しても完全に正確な情報は伝わりませんが，描いたいも虫の絵を見せれば1秒で伝わります。同じ言葉でも1人ひとりの経験や知識によって感じ方が異なり，たとえ簡単なことでも言葉だけで伝えることの難しさに気づいてもらうことが目的です。

① 2人のペアをつくり，隣の人には見えないようにいも虫の絵を描く
（1分間）

 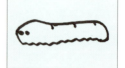

〈自分が描いた絵〉

② 隣の人に絵を見せずに，自分がどんないも虫を描いたかを言葉だけで説明して描いてもらう（1分間）

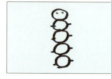 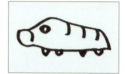

〈隣の人が説明を聞いて描いた絵〉

③ お互いに説明し終わったら，それぞれが描いたいも虫を見せ合う

**図1　いも虫研修**

　また，筆者は言葉で伝えることの難しさを，コンサルの際に以下のエピソードとともにお話ししています。

- 歯科医院での会話：髪の長い女性患者さんに，「ブラッシングが上手にできていますね」と言えば，歯磨きではなく自分の髪をほめられていると勘違いされるかもしれない
- 医科での会話：インフルエンザの検査結果を伝えるときに，「陽性」には良いイメージ，「陰性」は悪いイメージがあるので，陰性と言われると残念に思ってしまう人がいる

# 3. 『E.T.』研修

### 目的

　意思が通じていれば，アイコンタクトだけで考えが伝わることを体験してもらう研修です。

　剣道の有段者の方から聞いた「試合で竹刀の剣先を合わせれば，その動きで相手の性格がわかる」という言葉をヒントにこの研修を思いつきました。研修の始めに映画『E.T.』のポーズをすることでアイスブレークになり，この作品名だけでもいろいろな不規則発言が引き出せます。

- 『E.T.』を見たことのある世代
- 見たことはないが知っている世代
- まったく知らない世代

で，にぎやかな雰囲気になれば，研修スタートのアイスブレーキングとしてはじめたものです。

### 進め方

　2人ずつペアになり，互いに人差し指の先を合わせます。目を閉じて声を出さず，指先も離さずに，そのまま立ったり座ったりするというシンプルなものです。相手が顔見知りの場合はそこそこできるはずです。指先のわずかな動きで相手が立つのか座るのか，何をしようとしているか理解できるようです。「では，その敏感な指先を待合室に向けて，患者さんがイライラしていないか，退屈していないか感じましょう」とまとめます。

# 4. スリーボックス・スリーライン研修

### 目的
　医療の専門家にとっては当たり前の言葉であっても，患者さんには意味が通じていないことに気づいてもらう研修です。

### 進め方
　終礼で，「今日の5分間研修はスリーボックス・スリーラインです」と伝え，集まったスタッフの顔に「？」が浮かんだところからスタートします。東京で外国人観光客から「スリーボックス・スリーラインへはどうやって行きますか？」と尋ねられたエピソードを紹介し，「スリーボックス・スリーラインとはどこのことでしょう？」と質問してみますが答えられるスタッフはなかなかいらっしゃいません。

　答えは「品川」です。漢字の読めない外国人観光客が，品川という字を表現するとこうなるのですね。そこで次のステップです。院内で，患者さんから見て「スリーボックス・スリーライン」になると思われるものを探してみましょう。

### 「ハードカフの巻き方」
　血圧計の横の壁に，このようなタイトルで説明の書かれた紙が貼ってありました。患者さんにとっては「ハードカフ」が何なのかわかりません。「血圧の測り方」としたほうが親切だ，という結論になりました。

### 「オフィスホワイトニング」
　歯科では，「ホームホワイトニング」が「自宅」なら，「オフィスホワイトニング」は「会社？」と思ってしまう患者さんもいるかもしれないという話が出ました。「オフィス」＝「歯科医院」とは，なかなか考えられないのではないでしょうか。

　このように，患者さんと医療専門職との知識ギャップの気づきにつ

なげます。

## 5. あたりまえクイズ

**目的**

自院の専門情報や診療科目の情報などを自院のスタッフに知っても

### ○○歯科あたりまえ？ クイズ

| 名前 | | 得点　　/220点 |
|---|---|---|
| 1. 住所　　　　　　　　（10点） | 2. 電話番号　　　　　　　　（10点） | |
| 　　　　市　　　　　町 | 1234－　　　－ | |

| 3. インプラント経験年数は　　　　　　　　　　　　　　　　　（10点） |
|---|
| ①25年　　②30年　　③35年 |
| 4. インプラント症例数は　　　　　　　　　　　　　　　　　（10点） |
| ①2000以上　　②2500以上　　③3000以上 |
| 5. スペシャルキャンペーン　ホワイトニング+スペシャルメンテナンスの料金は （10点） |
| ①4万4000円　　②2万5000円　　③7000円 |
| 6. 診療理念・コンセプト（HPより）　　　　　　　　　　　　　（20点） |
|  |
| 7. オートクレープ　　　　　　　　　　　　　　　　　　　　（10点） |
| ①クラスA　　②クラスB　　③クラスC |
| 8. CTの被曝線量は医科用の　　　　　　　　　　　　　　　　（10点） |
| ①20分の1　　②10分の1　　③5分の1 |

9. 院内感染の経路（A，B，Cに言葉を入れて下さい）　　　（30点／各10点）

```
        A
       ↙ ↖   ↗ ↘
      B  ⇄  C
```

10. タービン専用滅菌器具の名前は　　　　　　　　　　　　　（10点）

11. 1日のグローブの使用枚数は　　　　　　　　　　　　　　（5点）

　①100枚　　②200枚　　③ゴミ箱いっぱい

12. ○○○○は何番のチェアですか　　　　　　　　　　　　（10点）

　①1番　　②2番　　③3番

13. ○○歯科医院で使用しているインプラントメーカー3社を記載　（30点）

　①
　②
　③

14. ○○歯科医院の矯正は何のためにしているか（HPより）　（15点）

15. PMTCを略さずに記載して下さい（カタカナでOK）　　（20点）

　P　　　　　M　　　　　T　　　　　C

16. 一般的な歯科医院の個別滅菌の実施率はどのくらいでしょうか　（10点）

　①95%　　②75%　　③60%

らうためのインターナル・マーケティングを目的としたクイズ形式の研修です。

**進め方**

たとえば歯科の場合，自院の専門性を知ってもらうためにp.91～92の「○○歯科あたりまえ？ クイズ」のようなクイズを出します。高得点のスタッフには景品を用意して盛り上げましょう。

「○○歯科あたりまえ？ クイズ」は，前述したパンフレット研修に似ていますが，自院HPで強調している部分や医院で使う機器の名前などのクイズに答えてもらうというものです。患者さんに対してアピールしているHPの内容をスタッフがよく知らず，患者さんに聞かれた際に答えられないようでは医院の評価が下がります。このクイズを実施することによって，院長先生をはじめとしたスタッフ全員が医院のアピールポイントなどを共有できていなかったということに気づくだけでも成功です。

## 6. マーク研修

**目的**

誰もが毎日目にしていながらも見えていなかったマークに気づき，患者さんとのコミュニケーションにつなげる研修です。

**進め方**

図2は何を表しているでしょうか？ 今まで1000人以上の方にお尋ねしましたが答えられ

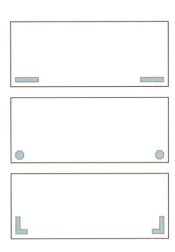

図2 これは何でしょう？

た方は0.1％以下です。ヒントは，みなさんがほぼ毎日目にしているものです。知らない人，使ったことのない人はいません。さあ，いかがでしょう。

答えは上から1000円札，5000円札，1万円札でした（図3）。視覚障害の方が指で触れてわかるように，お札の左右下部に横棒，八角形，かぎ型の識別マークがついているのですね。毎日使っていて何千回，何万回も目にしているにもかかわらず気づく人はほとんどいません。しかも，健常者の場合指で触れてもまったく区別ができません。

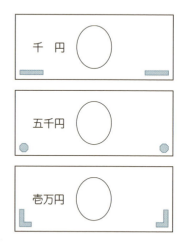

図3　識別マーク

通院時によく話す患者さんのことを理解できていると思っていても，まったく気づいていないことがあるかもしれません。この研修は観察眼を養い，細やかに気づく心を育むきっかけになればと考え取り入れています。

# 7. SWOT分析

### 目的

自院の強み，弱みをスタッフ全員で共有し，強みを伸ばして弱みをカバーすることに取り組むきっかけにする研修です。

### 進め方

A3用紙4枚を準備し，それぞれに

- 強み（strong）
- 弱み（weak）
- 機会（opportunity）
- 脅威（threat）

と記入し，スタッフに大きめの付箋を数枚渡します。自院の強みを思いつくまま，1枚の付箋に1項目記入してもらい，「強み」の紙に貼りつけます（1分間）。次に自院の弱み，機会（ビジネスチャンス），脅威（医院が衰退していく要因など）についても各1分間で同じように記入してもらい，それぞれの紙に貼りつけて下さい。4分で，自院のスタッフから見た「SWOT分析」の完成です。

スタッフそれぞれが考える強みが同じ方向性なら「もっと伸ばしていきましょう」とコメントし，バラバラなら「当院の強みはいろいろあるようなのでみなさんで共有しましょう」とまとめます。弱みや脅威についてはこれからの課題として，院長先生を中心に改善を重ねていくきっかけにします。また，機会については，これからどのように伸ばして育てていくかをスタッフ全員で考えていきます。

この研修の目的は，自院の現状をスタッフ全員で共有し，強みを伸ばし，弱みをカバーする工夫をにぎやかに考えることです。

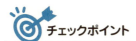
チェックポイント

- 気づくためのきっかけをつくる
- 短時間（5～10分）の負担にならない研修
- 1回だけで終わらせず継続して実施する

# 第4章 ● スタッフの定着―CS向上・ES向上 ●

## 1 患者満足（CS）と スタッフ満足（ES）向上

### 1. 「ありがとう比率」を調べる

#### ありがとう比率とは

　重度心身障がい者施設でのスタッフ研修会で，「思いがけずうれしくなるのはどのようなときか」ということを話し合いました。その結果，「ありがとうと言われたとき」という意見が多数あり，そこから「ありがとう比率」というものを思いつきました。

　職場にありがとうという感謝の言葉が溢れているほうが，より楽しく仕事ができるのではないでしょうか。そのためには，院長先生からもスタッフに「ありがとう」という言葉をきちんと伝える必要があります。「ほめる」ではなく「感謝」が大切であることはよく言われます。「ほめる」は上から下ですが，「感謝」は平等だからです。院内での感謝の表し方については第3章2-1「スタッフのモチベーションアップの工夫」を参照して下さい。具体的な医院での取り組みを紹介します。

#### 比率の調べ方

　「ありがとう比率」を調べるためには，患者さんからの感謝の言葉という客観的なデータ集めからスタートします。医院が忙しい日を選んで，院長先生の診療終了時に，「ありがとうございます」という感謝

の言葉を口にした患者さんの人数を数えます。会計が終わって帰るときにも同じように数えます。1日の総来院患者の中で，ありがとうを言った患者さんの人数がその比率です。診察後も会計後もありがとうを言ってもらえたなら満足の証，両方とも無言であれば，何かものたりない部分があるかもしれません。ある医院の調査例ですが，1日100人受診して診察後のありがとうは75％，リハビリ後は85％，会計後は50％でした。診察室を出るときには「ありがとうございます」と言う患者さんが多くても，会計の待ち時間が長いと，会計後に出る感謝の言葉は少なくなってしまいます。

　患者アンケートを外注委託すれば費用がかかりますし，アンケートに答えて下さるのは医院に好意的な感情を持っている患者さんか，はたまたクレームを言いたい患者さんかという偏りも出てきます。また，スタッフの手間をかければ患者満足度の測定はできますが，ありがとう比率は以上のような簡単な調査でわかります。毎月第1土曜日や第1月曜日など，患者さんが多く来院するためスタッフが忙しい日（月1回でOK）に，会計時に患者さんから言われた「ありがとう」をカウントするだけのシンプルな方法です（図1）。地域によっても異なると思いますが，「ありがとう」だけではなく，「お世話になりました」や「安心しました」「楽になりました」といったプラスの言葉もカウントしてよいと思います。

## 「ありがとう」を引き出す会話

　ありがとうを言ってもらえたスタッフの会話の実例をご紹介します。
　なかなか言葉を発しないシャイな中学生男子とコミュニケーションをとるためにどのようにすればよいか，受付が考えました。

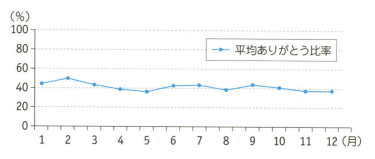

|  | 1月 | 2月 | 3月 | 4月 | 5月 | 6月 | 7月 | 8月 | 9月 | 10月 | 11月 | 12月 | 平均 |
|---|---|---|---|---|---|---|---|---|---|---|---|---|---|
| 来院患者（人） | 46 | 50 | 50 | 47 | 40 | 48 | 39 | 39 | 43 | 47 | 43 | 43 | 45 |
| 診療（％） | 50 | 55 | 60 | 50 | 40 | 45 | 40 | 35 | 45 | 50 | 50 | 55 | 48 |
| 会計時（％） | 40 | 45 | 30 | 30 | 35 | 40 | 50 | 45 | 45 | 35 | 30 | 25 | 38 |
| 平均ありがとう比率（％） | 45 | 50 | 45 | 40 | 38 | 43 | 45 | 40 | 45 | 43 | 40 | 40 | 43 |

**図1** ありがとう比率表の例

受　付　　「何の部活をやっているの？」

男子中学生「うん，バスケ……」

受　付　　「大会が近い？」

男子中学生「うん……」

受　付　　「レギュラーなの？」

男子中学生「うん……」

受　付　　「じゃあ早く治して，練習頑張って勝てるといいね。応援してるね」

男子中学生「うん，あーす（ありがとうございます）」

　少しむりやりではありますが，「ありがとう」を引き出した事例でした。普段から言葉数の少ない患者さんや，中学生や高校生男子など

シャイな患者さん，日常生活の中で「ありがとう」と言う習慣があまりない患者さんなどもいらっしゃいます。そしてここが肝心なところですが，ありがとう比率を高めようと思ったら，このような患者さんともしっかりと会話ができるコミュニケーション能力が大切になります。少しずつ会話を積み重ねていくことで，「ありがとう」の言葉が引き出されればそれは本当にうれしい瞬間です。

もちろん「ありがとう」の押し売りは問題外ですが，毎月の「ありがとう比率」が，60％→70％→80％→90％とアップしていくことが，良い医院への変化過程の可視化だと考えます。プラスアルファとして，ありがとう比率の目標数字を設定し，達成できた場合は全スタッフにボーナスとして5000円を加算するといった取り組みもあります。患者さんからの「ありがとう」増加＝顧客満足向上は，そのままスタッフ（従業員）の満足向上につながり，結果的に医院の収益増にもつながっていきます。

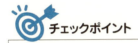 チェックポイント

- アンケートではなく月に1回データを取り「ありがとう比率」を出す
- 「ありがとう」を引き出す会話を大切にする

## 2. 患者さん定着率

ありがとう比率と，MMPで考案した患者さんの定着率を合わせてグラフ化すると，患者さんが自院に満足で定着しているのか，不満が多くいつの間にか転院してしまっているのかがしっかり見えてきます（図2）。

この定着率ですが，思いついたきっかけは緑内障の患者さんの治療

● レセプト枚数

| | | 1月 | 2月 | 3月 | 4月 | 5月 | 6月 | 7月 | 8月 | 9月 | 10月 | 11月 | 12月 | 1カ月平均 |
|---|---|---|---|---|---|---|---|---|---|---|---|---|---|---|
| B | 当期レセプト枚数 | 480 | 440 | 480 | 500 | 450 | 480 | 470 | 450 | 500 | 480 | 460 | 430 | 468 |
| C | 診療日数 | 22 | 21 | 23 | 22 | 21 | 23 | 22 | 21 | 23 | 22 | 21 | 20 | 22 |
| D | 前期レセプト枚数 | 450 | 430 | 450 | 470 | 470 | 460 | 450 | 470 | 450 | 450 | 430 | 400 | 448 |
| E | 診療日数 | 21 | 21 | 22 | 21 | 22 | 22 | 21 | 22 | 21 | 21 | 20 | 19 | 21 |
| F | 前期(日数換算) | 471 | 430 | 470 | 492 | 449 | 481 | 471 | 449 | 493 | 471 | 452 | 421 | 463 |

$\left(F = D \times \dfrac{C}{E}\right)$

● 定着率　A：前期1カ月平均新規患者数40人

| | | 1月 | 2月 | 3月 | 4月 | 5月 | 6月 | 7月 | 8月 | 9月 | 10月 | 11月 | 12月 | 1カ月平均 |
|---|---|---|---|---|---|---|---|---|---|---|---|---|---|---|
| G | レセプト枚数増減 (B−F) | 9 | 10 | 10 | 8 | 1 | −1 | −1 | 1 | 7 | 9 | 9 | 9 | 6 |
| | 定着率(G/A)(%) | 23 | 25 | 25 | 20 | 3 | −3 | −3 | 3 | 18 | 23 | 23 | 23 | 15 |

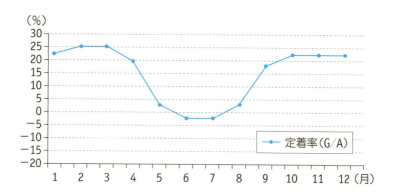

**図2**　定着率表の例

　中断が多いということからでした。わかりやすいように具体的な事例で説明します。

### 患者さん定着率の調べ方

　緑内障と診断された患者さんが1カ月に20人，年間で240人いたとします。その患者さんが治療を継続しているかどうかは，240枚のカルテをチェックして再診，再初診を確認すればわかります。しかし，すべての純初診患者さんのカルテを見て，次の1年間に再診，再初診の履歴があるかどうかの確認はかなりの手間がかかってしまい，ちょっと厳しい作業になります。そこで，「一度受診した患者さんが翌年にまた一度でも受診した場合，月のカルテ枚数は前年の1カ月平均の純初診人数分だけ増えるはず」という理論で定着率を計算します。もちろんその中には，引っ越した方や亡くなってしまった方もいると思います。

　ただ，1カ月で300人の純初診の患者さんがいながら定着率が0％であれば，300人の患者さんが治療中断，もしくは転院しているということになりますので，少なくとも定着率がマイナスになっていないかどうかは継続的に測定する必要があります。

　1カ月に300人と多めの純初診患者さんがいる場合，年間の純初診数は3600人です。こんなに多くの患者さんが受診してくれているのです。次に，1カ月のレセプト平均枚数をチェックしてみましょう。

　前年のレセプト平均枚数が1000枚で，今年も1000枚だったとします。純初診の患者さんが3600人いたにもかかわらずレセプト枚数が増えていないということは，患者さんがまったく定着しておらず，定着率は0％です。

　一度受診したことのある患者さんが，次の年に一度でも再受診してくれればレセプト枚数は1000枚から300枚増えているはずです。レセプト枚数が1000枚から1300枚になった場合，定着率は100％となります。

## 患者さんの満足度向上に投資する

　このようなことから，新患を集めるための宣伝広告よりも，今現在通院している患者さんの満足度を上げることに投資するほうがより効果的と考えます。

　前述したように，

　　　　患者さんの満足度アップ（CS向上）
　　　　　↓
　　　　患者さんからの感謝の言葉が増える（ありがとう）
　　　　　↓
　　　　スタッフの満足度アップ（ES向上）
　　　　　↓
　　　　スタッフの定着率アップ（スキルアップ）
　　　　　↓
　　　　医院の経営改善

という流れになると考えています。

　筆者が定着率にこだわっているのは，最近様々なコンサルタントが「増収増患」というキーワードをよく使うことに対して共感できないことが多いためです。診療の現場で院長先生やスタッフの方々と話していると，患者数が多いこと（増患）が必ずしもプラスであるという考えではないと感じます。インターネットでバナー広告を大量に出し，1カ月に400人の純初診患者さんが来院して増患成功，という例をよく見ます。しかし，1日20人の純初診患者さんを診察し，毎日20人分の純初診患者さんのカルテを入力するというのは大変なことです。この増患は決してプラスになることばかりではありません。

また，400人の純初診患者さんにとって，待ち時間が長く会計が遅くなるということは患者満足度の向上からは遠ざかります。以前から通院して下さっている患者さんの満足度もスタッフの忙しさに反比例します。

　純初診患者さんは初診料がつきますので平均点数は決して低いわけではありませんが，1日当たりの患者数が一定数を超えてくると必要な検査などをしている時間も取りにくくなり，一般的には平均点数が下がる傾向にあります。

　このような点から，**表1**に示したように増収増患ではなく，今現在

**表1 増収増患のための費用とファン患者さん増加のための費用**

| A医院（増収増患のための費用事例） | | |
|---|---|---|
| 電話帳広告 | しっかり目立つ大きさ | 5万円 |
| 看板広告 | ショッピングセンターや交通量の多い道路などに10カ所 | 30万円 |
| HP維持費 | アクセス数を増やすための対策を重視 | 5万円 |
| | 合計 | 40万円 |

| B医院（ファン患者さん増加のための費用事例） | | |
|---|---|---|
| 電話帳広告 | HPに誘導するための最小スペース | 2万円 |
| 看板広告 | 自院のロケーションを知らせるサイン看板 | 8万円 |
| HP維持費 | 患者さんからの「よくある質問」を充実させた | 2万円 |
| 第2駐車場の賃借料 | 患者さんの多い時間帯に対応するため | 15万円 |
| パートスタッフ人件費 | ピーク時の患者さんの待ち時間を減らすためパート職員にも受付業務に入ってもらい，勤務シフトにゆとりを持たせる | 8万円 |
| 待合室のリフォーム | 広めにリフォームし，ゆったりしたスペースを確保する。600万投資し，10年で償却 | 5万円 |
| | 合計 | 40万円 |

受診して下さっている患者さんの満足度を上げることに費用をかけるという考え方をすれば，ファン患者さんの増加→ありがとうの言葉が増える，というプラスのサイクルに変化していくと思います。ただし定着率は，駐車場台数，待合室の広さ，マンパワー，診察室の数など，医院のハードにも左右されます。

## 3. スタッフの定着率アップのために

少人数でチームを組む医院では，スタッフ1人ひとりの能力がそのまま医院の能力になります。そのため，経験を積んで高いスキルを持つスタッフはとても大切な存在です。そんなスタッフが長続きしないとき，何が考えられるでしょうか。

### 定着率の分析

スタッフの定着率は，平均勤続年数ではなく勤続年数の分布を分析します。在籍者プラス，最近（3年前後）の退職者の勤続年数をカウントします。図3のように比較的新しい人と古い人がおり，中堅がいない分布であれば，新人スタッフの受け入れ態勢や教育指導のシステムに問題があると考えられます。また，すべてのスタッフが短期的なサイクルで回転している場合は，採用の仕方を見直し，院長先生自身がチームワークを中心としたコーチングスキルを勉強するなどの取り組みが必要になります。

| 6カ月 | 1年 | 2年 | 3年 | 10年 | 15年 |
|---|---|---|---|---|---|
| Hさん Gさん（退） | Fさん（退） | Eさん（退） | Dさん | Cさん Bさん | Aさん |

図3　勤続年数の分布

### 退職の予兆を分析

オーソドックスな手法ですが，1年に2回程度，院長先生とスタッフの面談を実施しましょう。面談があるとわかっていれば，退職を考えているスタッフは話すタイミングが得られるため，少なくとも突然の退職は避けられます。また，給与や残業，休日などの処遇に関する不満も退職の予兆です。スタッフミーティングの場でのアイコンタクトや相槌の減少も医院に対する不満の表明と考えましょう。

医院ではスタッフが少人数でありながら，看護・受付・検査など，職種や資格により役割分担が細分化されています。そのため，繰り返しになりますが，スタッフ1人ひとりの能力がそのまま医院の能力になり，患者さんからの評価に直結します。だからこそ，経験を積んで高いスキルを持ったスタッフに定着してもらうことは，医院にとって何よりも大切です。よく経営に必要な要素として，「人・物・金」の3つが取り上げられますが，医療機関では「人」が金と物より大きい比重を占めると信じています。大切な人材の定着率をアップさせ，育てていくための3ステップをまとめてみます（図4）。

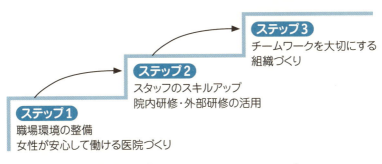

図4　スタッフの定着率を上げ人材を育成する3つのステップ

## ステップ1　職場環境を整える

　　スタッフ数の少ない医院では，就業規則の届出の必要もなく，有給休暇や産前産後休暇・育児休暇制度も不明確で，院長先生の主観で運用されてしまっている事例もしばしば見受けられます。また，残業手当の支給基準も明確ではないためスタッフの不満が高まり，退職時などに労働基準監督署に申し出られてしまう事例も増えています。

　　医院は女性が活躍する職場です。女性が働きやすく，また長く働き続けることのできる職場環境としては，やはり出産・子育ての対応を避けることができません。また，お子さんが小学生くらいまでの期間は，急な病気などで休まなければならないこともしばしばあります。産休・育休中に不足する人手をカバーするためには，普段の仕事の中でも担当者しかわからないというブラックボックスをなくし，ほかのスタッフにも理解できるマニュアルを整備しておくことが大切です。

　　また，経費を抑えるために必要最小限のスタッフしか雇用しないと，患者さんの不満は大きくなります。余裕を持ったスタッフの配置をすれば，結果的に患者満足度もアップさせて，増収につながります。就業規則と給与・賃金規程を定めることは，医院にとって不利になるのではないかと心配されるかもしれませんが，これらの決まりを守らない場合のペナルティーについて明確になり，この規則により，深刻なトラブルが発生した場合に医院を守ることができます。

　　有給休暇の取りにくさや残業代の不払い，勤務時間と実際に出勤しなくてはいけない時間のズレなど，スタッフの不満が多いこれらの課題も，就業規則や給与・賃金規程を定めることにより解決されます。

　　また，個人の診療所では，スタッフ分の負担がもったいないと考えて厚生年金に未加入の場合もあるかと思いますが，長く勤めてもらう

スタッフの老後の安心を考え，加入しましょう。これも，定着率アップには大切な要素です。

　従業員が5名以下であれば厚生年金加入の義務はありませんが，医療法人であれば院長1人でも加入義務があります。近頃は求人難のため，「医院が厚生年金を負担するのは損だ」といった考え方では優秀なスタッフを集めることはできません。たとえスタッフが少人数であっても社会保険には加入しておきましょう。

### ステップ2　スタッフのスキルアップ

　スタッフのスキルアップのためには，積極的に外部研修への参加をサポートすることと，院内での実務レベル向上のための研修会の継続が大切です。外部研修への参加については，研修内容によって参加費と交通費の補助制度を導入します。業務として受講してもらう研修については，医院が全額負担するのは当然ですが，スタッフが自身のスキルアップに役立つと考えて申請する外部研修については，受講料と交通費の50～100％を補助します。1人当たりの年間研修費の目標額を決めておき，さらに積極的に研修に参加しているスタッフには，賞与支給時に加算ポイントをつけるなどの評価をします。また，研修に行きっ放しではなく，参加者はレポートを提出し，院内研修会の講師としてほかのスタッフに勉強した内容を伝えてもらう仕組みも必要です。

　院内での研修会は，患者さんへの接遇力アップ，コミュニケーション力のアップと，看護業務，医事業務などのスキルアップの大きく2パターンにわかれます。外部講師を呼び高いレベルの研修会を行うこともよいのですが，コストと研修希望テーマに適切な講師を選定する手間がかかります。ただ，内部研修だけではマンネリになってしまうため，少なくとも年に1，2回は外部講師による研修も必要だと考えます。

定期的な研修の内容としては，毎月1回1～2時間の研修時間を確保し，全スタッフ対象の接遇力アップ研修，院内感染防止研修，防災研修をそれぞれ年2回ずつ実施します。院内感染防止などの研修については年2回が義務づけられていますし，避難訓練も有床であれば年2回の実施が必要ですので，大切さを考えれば，この内容で年6回は実施しましょう（図5）。

　ほかには，院内で発生した問題点を解決する研修を行いたいです。たとえば，患者さんから待ち時間が長いとのクレームが多い，この問題を解決するために必要なスキルやアイデアの提案を全員で話し合うといった研修会を行いましょう。看護や医事のスキルアップについては先輩が後輩を指導するといった形式でよいでしょう。

　筆者が医院の研修として推奨しているテーマに，ユニバーサルサー

```
 4月  接遇基本研修
 5月  院内感染防止研修
 6月  クレーム対応について
 7月  ユニバーサルサービス研修
 8月  医事・看護スキルアップ研修
 9月  防災訓練
10月  院内感染防止研修
11月  院内改善アイデア大会
12月  火災・避難訓練
 1月  年間目標発表大会
 2月  個人情報保護・コンプライアンス研修
 3月  受付・看護マニュアル改善研修
```

**図5** 定期的な院内研修の実施例

ビス研修があります。この研修は，スタッフ自身がアイマスクをして視覚障害を体験したり，サングラスに付箋を貼って耳栓をし，右肘左膝にサポーターをつけ，関節の内側に定規を入れることによって肘・膝を曲がりにくくし，高齢患者さんの擬似体験をするというものです。

このような状態の患者さんをどのようにサポートすれば安全なのか，ロールプレイしながら勉強をします。

### ステップ3 チームワークを大切にする組織づくり

頑張ってくれているスタッフが突然退職してしまう理由に，院内の人間関係があります。仕事とは関係ないところでの好き嫌いのために，ようやく一人前に育ってくれたスタッフに去られてしまっては，ステップ1も2も無駄になってしまいます。そこで，仕事でのオフィシャルな部分とオフのプライベートな部分を上手にミックスして，院内の人間関係を円滑にするサポートを心がけましょう。

具体的には，院内旅行や歓送迎会，新年会，忘年会，誕生日などのイベントを実施することです。ただし，あまり無理強いすると逆効果になってしまうこともありますので，スタッフそれぞれの好みや性格も考慮しながら取り組みましょう。院内旅行も，医院側が内容を一方的に決定してしまうと業務の延長線上としてとらえられてしまいますので，旅行委員などを決め，スタッフ主導で行き先や内容を検討します。主婦のスタッフがいる場合は，1泊の院内旅行には参加しづらいこともあるので，日帰りで有名なお店のおいしいランチを楽しむといった企画もよいでしょう。主婦のスタッフに，自分自身が参加できそうな企画を考えてもらうのもよいかもしれません．

このように，スタッフの定着率アップのためにはまず労働基準法を

遵守し，女性が働きやすい制度や規程を整備して，1人ひとりが自分自身のレベルアップを実感できる研修やサポートを行い，その上で院内の「和」を大切にした福利厚生を充実させていくことが必要です。

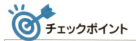 **チェックポイント**

- 患者さんの定着率と同様に，スタッフの定着率もデータ化してみる
- スキルアップのための学びの場をつくる
- 基本的な職場環境の整備はもちろん，チームワーク，人間関係も考慮したイベントを企画する

# 第4章 ● スタッフの定着―CS向上・ES向上 ●

## 2 給 与

### 1. 賃金体系の明確化

　スタッフ1人ひとりの評価をし，昇給，昇進を明確にすることが働く側の満足度向上につながります。小規模な医院では，複雑な給与体系は使いこなせるかわからないので，簡潔なものをお勧めしています。**表1**に基本給与表の例を示します。

　給与体系をシンプルに4つのレベルにわけてみました。

- J（ジュニア）クラス：入社直後のクラス
  指示された仕事ができる
- M（ミドル）クラス：入社後2年目に昇給
  自分から進んで仕事ができるレベル
- S（シニア）クラス：入社後5年目に昇給
  後輩に仕事を教えることができるレベル
- K（管理職）クラス：10年目に昇給
  医院側に立って仕事を考えることができるレベル

　Jクラスでは，5年目までは定期昇給しますが，5年経っても指示待ちのスタッフはそこで昇給がストップします。Mクラスでは10年目まではしっかり昇給しますが，10年で後輩の教育ができないようであ

表1　基本給与表の例

| レベル<br>勤続年数 | J | M | S | K |
|---|---|---|---|---|
| 1 | 180,000 | — | — | — |
| 2 | 183,000 | 190,000 | — | — |
| 3 | 186,000 | 193,000 | 200,000 | — |
| 4 | 189,000 | 196,000 | 203,000 | 210,000 |
| 5 | 190,000 | 199,000 | 206,000 | 213,000 |
| 6 | 190,000 | 202,000 | 209,000 | 216,000 |
| 7 | 190,000 | 205,000 | 212,000 | 219,000 |
| 8 | 190,000 | 208,000 | 215,000 | 222,000 |
| 9 | 190,000 | 211,000 | 218,000 | 225,000 |
| 10 | 190,000 | 214,000 | 221,000 | 228,000 |
| 11 | 190,000 | 217,000 | 224,000 | 231,000 |
| 12 | 190,000 | 220,000 | 227,000 | 234,000 |
| 13 | 190,000 | 221,000 | 230,000 | 237,000 |
| 14 | 190,000 | 222,000 | 233,000 | 240,000 |
| 15 | 190,000 | 223,000 | 236,000 | 243,000 |
| 16 | 190,000 | 224,000 | 239,000 | 246,000 |
| 17 | 190,000 | 225,000 | 242,000 | 249,000 |
| 18 | 190,000 | 226,000 | 245,000 | 252,000 |
| 19 | 190,000 | 227,000 | 248,000 | 255,000 |
| 20 | 190,000 | 228,000 | 251,000 | 258,000 |
| 21 | 190,000 | 229,000 | 252,000 | 261,000 |
| 22 | 190,000 | 230,000 | 253,000 | 264,000 |
| 23 | 190,000 | 230,000 | 254,000 | 267,000 |
| 24 | 190,000 | 230,000 | 255,000 | 270,000 |
| 25 | 190,000 | 230,000 | 256,000 | 273,000 |
| 26 | 190,000 | 230,000 | 257,000 | 276,000 |

**表1** 基本給与表の例

| 勤続年数 | J | M | S | K |
|---|---|---|---|---|
| 27 | 190,000 | 230,000 | 258,000 | 279,000 |
| 28 | 190,000 | 230,000 | 259,000 | 282,000 |
| 29 | 190,000 | 230,000 | 260,000 | 285,000 |
| 30 | 190,000 | 230,000 | 261,000 | 288,000 |
| 31 | 190,000 | 230,000 | 262,000 | 289,000 |
| 32 | 190,000 | 230,000 | 263,000 | 290,000 |
| 33 | 190,000 | 230,000 | 264,000 | 291,000 |
| 34 | 190,000 | 230,000 | 265,000 | 292,000 |
| 35 | 190,000 | 230,000 | 266,000 | 293,000 |
| 36 | 190,000 | 230,000 | 267,000 | 294,000 |
| 37 | 190,000 | 230,000 | 268,000 | 295,000 |
| 38 | 190,000 | 230,000 | 269,000 | 296,000 |
| 39 | 190,000 | 230,000 | 270,000 | 297,000 |
| 40 | 190,000 | 230,000 | 270,000 | 298,000 |
| 41 | ～ | ～ | ～ | ～ |
| 42（退職時）| 190,000 | 230,000 | 270,000 | 300,000 |

- 基本給にプラス
  - 短大卒・医専　　10,000
  - 四大卒　　　　　20,000

- 役職手当
  - マネージャー　　　　　80,000
  - 部長　　　　　　　　　50,000
  - 課長（師長）　　　　　40,000
  - 係長（主任）　　　　　30,000
  - 係長補佐（副主任）　　20,000
  - リーダー　　　　　　　10,000

- 資格手当
  - 正看護師　　　30,000
  - 薬剤師　　　　30,000
  - 理学療法士　　30,000
  - 作業療法士　　30,000
  - 言語聴覚士　　30,000
  - 准看護師　　　20,000
  - ケアマネージャー　20,000
  - 社会福祉士　　20,000
  - 管理栄養士　　20,000
  - 精神保健福祉士　20,000
  - 栄養士　　　　10,000
  - 介護福祉士　　10,000

|   | スタート | 給与アップ幅 | 猶予期間後アップ幅 | 上限 |
|---|---|---|---|---|
| J | 180,000 | 3,000 | 1,000 | 190,000 |
| M | 190,000 | 3,000 | 1,000 | 230,000 |
| S | 200,000 | 3,000 | 1,000 | 270,000 |
| K | 210,000 | 3,000 | 1,000 | 300,000 |

れば，昇給幅が1000円にダウンして，22年目（40歳前後）で昇給はストップします。Sクラスは，20年目までは定期昇給しますが，医院側に立って考えることができないようなら40歳前後で昇給ストップです。Kクラスになれば，ほぼ定年まで昇給が続くという体系です。昇給のための人事評価は第2章5「医院の人事評価」を参照して下さい。

## 2. 役職手当

基本給の体系については，長い年月の間使っていくものですので，できるだけシンプルで変化の少ないものにしなくてはいけません。そのため，役職手当を少し細かく区分し，流動的に考えていくと便利です。

事務長（マネージャー） 8万円
部長　　5万円
主任　　3万円
副主任　1万円
リーダー　5000～1万円

院長補佐として院内業務全般をフォローしてもらう事務長（マネー

ジャー）さんは，役職手当が月額8万円，ということは年収で100万円上乗せするというイメージです。

　看護師をまとめる看護主任は月額3万円，主任をサポートする副主任は月額1万円です。また，リーダー手当も効果が大きいと考えています。新人スタッフが入職してきた場合，年齢が近く経験の浅い先輩を指導役に指名し，リーダー手当を支給します（第3章1-3「メンター制度の導入」参照）。リーダーさんにとって，自分と2～3000円しか給与の違わない新人さんに教える負担は大きいため，役職手当を上乗せし評価する仕組みです。

## 3. ベースアップは春闘に合わせる

　毎年2月，3月になるとニュースなどで「今年のベースアップは2％，3％」といった情報が流れます。自院のスタッフの給与をどのくらいアップしたらよいか悩ましいところですが，上場会社が2％で妥結すれば75％掛けで1.5％アップ，3％で妥結なら2.25％アップにするといったルールを決めておけば悩まずにすみます。

　ニュースで流れる金額については，上場会社社員の平均給与にパーセントを掛けたものなので当然高い金額になります。ですので，金額そのものよりもパーセントを気にして自院のベースアップの参考にしましょう。

> **チェックポイント**
> - ベースアップは春闘相場と連動させ，ルールを明確化しておく
> - 金額ではなくパーセントを意識する

第4章 ● スタッフの定着─CS向上・ES向上 ●

# ③ 有給休暇・休日の取り方

## 1. 有給休暇の計画的な取得

スタッフの満足度が高い職場の特徴に，

- 残業が少なく早く帰ることができる
- 子どもの病気や学校行事などで気兼ねなく休むことができる
- 職場の人間関係が良い

などの点が挙げられるでしょう。

　2019年4月から，勤務環境改善の取り組みとして労働者は年次有給休暇5日間の取得が義務づけられましたので，スタッフが休みを取りやすい環境を整えることがさらに重要になりました。しかし，少人数スタッフの医院では，患者さんの多い曜日や時間帯には，1人の欠勤で診察が回らなくなってしまうことも出てきてしまいます。

　このため，有給休暇の共通消化の活用が1つの方法です。ゴールデンウィーク，お盆休み，年末年始の休み日程の中には，日曜日でも祝日でも，休診曜日でもない日が含まれています。この日を有給休暇の共通消化日として設定するのです。

　また，年間の診察日カレンダーを作成し，毎月1日など日を決めてスタッフに休む日を入れてもらい，有給休暇の事前申請を行います。

こうすることで休みを取りたい日が重なってしまう場合の調整ができます。

　もちろん，スタッフ本人や家族の病気などの有給休暇は気持ちよく受け入れるようにしましょう。スタッフの人数がギリギリではどうしても余裕がなく，休みを取りにくい職場環境になってしまいます。そうなるとスタッフの定着率も悪くなり，ますますギリギリになるという悪循環に陥ってしまいます。スタッフの人数に余裕を持てば働きやすい職場になり，働きやすければスタッフの患者さん対応も向上します。医院の評価が上がってファン患者さんが増えれば，かかった人件費以上に収益力アップにつながります。

**チェックポイント**

- 働き方改革に合わせて有給休暇の共通消化日を設定する
- 診察日カレンダーを作成し，事前に有給休暇の取得希望日を書き込んでもらい早めの調整をする

## 2. 有給休暇の取得に対して柔軟に対応する

　常勤者の場合，入職して6カ月勤務すると，次の1年間分として10日間の有給休暇が発生します。ですが，それまでの6カ月間，病気もなく，プライベートの用事もまったくないかというと微妙です。

　クリニックという女性が多数の職場では，当然，子育て中のスタッフも多いはずです。スタッフ本人は健康であっても，子どもの急な発熱や体調不良で学校を休むということは，よくあることです。また，その6カ月間に学校行事（参観日，家庭訪問，学芸会など）が発生しな

いことも考えにくいと思います。

　そのような場合に，6カ月間は有給休暇はないからと，欠勤扱いをしてしまえば，入職してからの半年間という大切な時期に，感情の齟齬が生まれてしまう危険性があります。

　このようなことから，就業規則上は「6カ月勤務後，10日間発生する有給休暇」を，必要があれば前倒しで給付をするといった仕組みをつくっておくとよいでしょう。

　また，就業規則上は，有給休暇は1～3週間前までに申請するといった決まりになっている場合が多いと思います。しかし，子どもの病気やスタッフ自身の病気など，事前に有給休暇の申請ができないようなやむをえない事情の場合は，事後速やかに届け出をすれば認めるといった柔軟な対応が，スタッフの満足度アップ（ES向上）に貢献するでしょう。

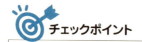 チェックポイント

- 入職後6カ月が経っていなくても有給休暇が取れる仕組みづくり
- 有給休暇の届け出のタイミングについては，事情に合わせて柔軟に対応する

第4章 ● スタッフの定着―CS向上・ES向上

# ④ スタッフの退職

## 1. スタッフ退職時の対応

　開業する先生には繰り返しお伝えしていることですが，医院を続ける上で一番大変なことは"人"の問題です。一緒に過ごす時間が家族よりも長く，スタッフの問題で悩むと毎日の診察まで辛くなる場合があります。患者さんのことやお金の悩みは長くは続きませんが，スタッフについての悩みはその方が退職するまでずっと続くのです。

**開業時からのスタッフ退職**

　筆者のこれまでの開業サポートの経験から，「開業時からのスタッフは3年で退職する」というジンクスがあります。開業当初は患者さんもそれほど多くなく，スタッフもマイペースで仕事ができますが，2, 3年目になると患者さんも少しずつ増え，とても忙しくなってきます。でも評価はというと，少しは給与がアップするかもしれませんが，仕事量の増加とはとても比例しません。また，スタッフに対する院長先生の対応は，忙しさや慣れもあって優しい気遣いよりも要求事項が増えますが，スタッフには「開業時から頑張ってきた」という自負があります。毎日同じ仕事内容の繰り返しだというマンネリの感も生まれていることでしょう。このように，仕事量の増加，給与への不満，仕

事内容のパターン化などの要因が重なると，3年程度で退職者が出るのではないかと勝手に推理しています。

### 複数人の退職希望

このようなタイミングで，2，3人のスタッフが同時に退職したいと言い出し，院長先生が困り果ててしまうことがあります。そんなときは以下の3つを行います。

1つ目は，退職を希望しているスタッフ1人ひとりと個別でじっくりお話を聞くことです。決して批判したり，途中で口をはさんだりせずに「本当にそうだったね」「それは大変だったね」と肯定的に話を聞くことが大切です。ものすごく反論したくなったり，思いきり否定したくなるかもしれませんが，じっと我慢して聞き役に徹して下さい。2つ目は改善提案を伝えます。給与，残業，有給休暇などの改善提案を具体的に話し，最後に期間を定めて慰留します。本当にやめたいと考えている人以外は，引きずられて「私も」と言っていることが多いので，引きずられている人に，「どうしても私たちと一緒に働き続けてもらえませんか？ あなたがいてくれるからこの医院がまわっているのです。もし，どうしてもということであれば，せめて新しい人が入って一人前になるまで残ってくれませんか？」というお願いをします。言い出した本人は退職してしまうかもしれませんが，それ以外の人には残ってもらえることもあるでしょう。

一番重要なポイントはなぜ同時にやめたいと思ったのか，その原因を院長先生自らが聞き出し，院長先生自身が変わることだと考えます。スタッフと仕事でもプライベートでも円滑なコミュニケーションができていると，医院の3年目の危機も乗り越えられるようです。

> **チェックポイント**
> - 新規開業で毎年患者数が増えている場合，思い切ってベースアップやスタッフの慰労を行う
> - ミーティング時のアイコンタクトがない，院長の視線を避けるなどがある場合，早めのガス抜きをする

## 2. 退職をきっかけに院内改善

### 1人退職→1つ反省→1つ改善

　医院は若い女性中心の職場で，比較的夜遅くまで働くという勤務形態のため，どうしてもスタッフの入退社が多くなる傾向があります。そんなときは，逆にスタッフの退社を1つのきっかけとして医院を改善するとよいでしょう。その際，まずは退職するスタッフを悪者にしないことです。

　終業時間が遅い，先輩がうるさい，給与が安い，仕事量が多すぎる，休みがとれない，体力的に無理がある……など，様々な理由を言って退職されますが，退職する方との個別面談を必ず実施しましょう。

　「いろいろありがとうございました。在職中は言いにくいことがあったと思いますが，最後に，うちの医院を良くするためにはどうしたらよいと思いますか？」と謙虚にお尋ねします。院長先生から見てとても満足できないスタッフでも，自院の教育体制がしっかりしていればカバーできたかもしれません。99の非が先方にあったとしてもこちらに1の非があったかもしれません。この1の非を反省し，そしてそれを改善するには具体的にどのようなことができるか検討してみましょう。

### 退職したスタッフへの対応

　まずは在職者の気持ちを考えて退職スタッフへの対応をしましょう。個人的な経験からもなかなか円満退職は少ないと感じていますが、良いスタッフでも悪いスタッフでも、その人の退職後に残ったスタッフは「自分たちが退職したときはどのように言われるのだろうか」と心配しています。もし院長が退職者の悪口を言った場合、残りのスタッフは「あの人なら仕方ないな」とか、「あんなに頑張っていたのに、こんな評価なのか」などと感じています。良かろうと悪かろうと既に退職した方です。退職の事実をプラスに変化させるためにも、退職者の良かった部分を（頑張って）見つけて、スタッフに話すようにしましょう。

　ただでさえ退職者が出たあとは多忙になります。残ったスタッフのモチベーションアップのためにも、「ああ、先生はそのように見ていたのか」と思ってもらえるようにしたいものです。過去を振り返り学ぶことは良いですが、過去は変えることができません。次のステップへの布石と考えましょう。

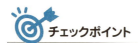
**チェックポイント**

- スタッフの退職というマイナス事例を医院改善のきっかけにし、プラス事例へ転換する
- 退職者の悪口は言わない

# 3. 医院の退職金制度について

　医院の場合，スタッフの人数も多くなく，勤続年数も比較的短いため退職金制度が整備されていないことが多いようです。退職するスタッフが出るたびに，だいたいの見当で退職金を支払っている医院もあり，しっかりした基準は決めていないというような現状ではないでしょうか。そこで退職金制度について考えてみます。

　医院の退職金のポイントは，①頑張ったスタッフは評価し，そうではないスタッフはそれなりに，②支払い基準を明確にする，③医院経営に大きな負担にならない，という3点です。モデル水準として，定年まで40年間勤務したスタッフの退職金が1000万円前後になる場合を表にしました（**表1**）。

　退職金の算定式は，

　　退職金＝基本給 × 勤続年数 × 係数

となります。この係数を基本給から逆算すると，**表2**のようになりま

**表1　退職金の目安**

| 勤続年数 | 自己都合退職 | 定年の場合 |
| --- | --- | --- |
| 30年 | 300～500万円 | 600～700万円 |
| 20年 | 150～250万円 | 250～350万円 |
| 10年 | 40～80万円 | 70～120万円 |
| 5年 | 20～30万円 | |
| 3年 | 5～10万円 | |

**表2** 退職金の計算

| 基本給 | | 勤続年数 | | 係数 | | 退職金 |
|---|---|---|---|---|---|---|
| 15万円 | × | 3年 | × | 0.1 | = | 約5万円 |
| 15万円 | × | 5年 | × | 0.1 | = | 約8万円 |
| 18万円 | × | 10年 | × | 0.2 | = | 約40万円 |
| 22万円 | × | 20年 | × | 0.4 | = | 約180万円 |
| 27万円 | × | 30年 | × | 0.4 | = | 約320万円 |
| 30万円 | × | 40年 | × | 0.5 | = | 約600万円 |

す。自己都合退職の場合は，この金額の50～70％を（医院の事情によって減額割合を決めましょう）支給とします。少し厳しいかもしれませんが，問題があって退職するスタッフと，家庭の事情などでやむをえず退職するスタッフが同じ金額では不平等なので，基準は低めにしておいてこの金額に功労加算をプラスするように退職金規程を決めておきましょう。金額水準は，勤続3年なら3～5万円の寸志，5年を越えた場合は賞与1回分，10年以上なら賞与1年分というイメージです。退職時に引き継ぎをまったくしなかったスタッフと有休も使わず一生懸命に引き継ぎをしてくれたスタッフ，このような点を功労加算でしっかり差別化しましょう。

　支給の係数はそれぞれの医院の考えに合わせて決めるとよいでしょう。参考を**表3**に示しました。規程の定め方などは，社会保険労務士さんと相談しながら進めて下さい。

**表3　支給の係数**

| 勤続年数 | 係数 |
|---|---|
| 0～3年未満 | 0 |
| 3年以上～5年未満 | 0.1 |
| 5年以上～10年未満 | 0.2 |
| 10年以上～20年未満 | 0.3 |
| 20年以上～30年未満 | 0.4 |
| 30年以上～ | 0.5 |

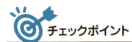
チェックポイント

- 退職金は正職員に支給する
- 計算式は「基本給×勤続年数×係数」（1年未満の端数は月割り計算）
- 自己都合退職は70％支給とする
- 功績が認められる場合は功労加算金をプラスして支払う
- 就業規則により，懲戒解雇された者や退職後支給日までに懲戒に相当する事由がわかった場合は支給しない

第4章 ●スタッフの定着―CS向上・ES向上●

# 5 働きやすい環境づくり

## 1. しきたりミーティング

　ベテランスタッフの定着率は良いのに，新しく入ったスタッフはすぐに辞めてしまうというご相談を受け，思いついたものが「しきたりミーティング」です。医療機関に限らず，どんな職場にも先輩が築いてきた仕組み（暗黙知）があります。良い言葉で言えば「伝統」ですが，「しきたり」とも呼ばれます。国語辞典でしきたりを引くと「在来の慣例，ならわし」とありました。

　ミーティングの方法はシンプルです。自院のしきたりと，なぜそのしきたりが生まれたと思うかということをスタッフのみなさんに数分で書き出してもらい，発表します。

　このミーティングを行えば，理由がわからないために新人スタッフが常々不満に思っていることが解決します（**表1**）。たとえば，「看護師さんは簡単な掃除しかしない」理由ですが，患者さんに接触する看護師さんは，院内感染防止のためにハンドモップなどを使った簡単な清掃のみにとどめています。このような説明があれば新人さんもすぐに理解できます。早く帰りたい診療後になぜ掃除機をかけるのかについては，ノロウイルス流行への対策だということを伝えました。掃除機かけは空気中にウイルスを巻き上げてしまい，その後30分近くは空

**表1** しきたりとその理由の例

|   | しきたり | 理　由 |
|---|---|---|
| 1 | 朝のトイレ掃除は事務員の担当 | 看護師の清潔を保持し院内感染予防 |
| 2 | 「かしこまりました」の返事 | 返事の「はい」と，指示を理解した「はい」の勘違い防止 |
| 3 | 診察終了後，帰る前に掃除機をかける | 空気感染防止のため |

気中にウイルスが浮遊します。朝や昼休みには掃除機を使用せず，舞い上がった埃が床に落ちる時間的余裕のある診療終了後に行ったほうがよいといった理由がわかります。

このように，新人さんからベテランまでの間で「しきたり」を共有することができます。新人さんには，一見理不尽だと感じるしきたりも理由があって行われているということ，ベテランは，職場にはなかなか気づけない暗黙知が多数あり，それを丁寧に教えることがポイントだと気づいてもらうためのミーティングです。

### チェックポイント

- ベテランスタッフは，しきたりが生まれた理由はきちんと説明しなければわからない，ということを理解する
- 新人スタッフは，院内のしきたりには意味があることを知る

## 2. 年2回の個人面談

　　夏と冬の賞与支給時期は，ある意味でスタッフが退職の申し出をする時期でもあります。普段は診療に時間を取られて，なかなかスタッフ1人ひとりとゆっくり話し合う時間はないと思いますが，夏冬の賞与支給前にはぜひ個別に面談をお願いします。スタッフの今後の努力目標や今年頑張ったこと，医院改善につながるヒントやアイデアなどがないかも聞きます。また，院長先生からも頑張ってもらったことへの感謝や，不足があると感じている点，もっと伸ばしてほしい点を率直に話せればよいと思います。また，院長先生の理想とする医院についての夢や理念を継続して伝えることも大切です。そこでは決して院長先生の自慢話をしてはいけません。

　　スタッフの話を傾聴し，仕事で困っていることや患者さんの対応などについて一緒に考えるというスタイルの面談をすれば，賞与支給後に退職を考えていたスタッフも，もう少し頑張ってみようと思い直すことがあるかもしれません。

　　年に2回，夏と冬の個人面談をすることで，院長先生自らが進んで院内の人間関係の改善に取り組みましょう。

## 3. スタッフの年齢を考慮する

　　同期の仲間をつくることに少し似ていますが，スタッフの自院での勤務年数と年齢をできるだけ合わせていくと働きやすい職場になります。

　　30歳の受付事務さん（勤続8年目）と40歳の新人さん（他院で20年の経験あり）が入職していた場合，若いスタッフが年上の新人さん

に指示を出すのはやはりやりにくいことがあります。また，この新人さんも，若い先輩からいろいろ言われるのは面白くないという感情が生まれるのは仕方がないでしょう。

　このように，今現在勤務しているスタッフと年齢が離れていて，かつ他院での勤務経験が長い人を採用するときは要注意です。年下の先輩や年上の後輩というのは，どのような職場でもぎこちない雰囲気の漂うことが多いと思います。

　また，人は誰しも経験から学んできたことなど，積み重ねたものを変えるのはなかなか難しいのではないでしょうか。

　以上の点から，採用を考えるときにはスタッフの年齢と自院での勤務年数がなるべくそろうように注意しましょう。

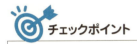

| |
|---|
| ●年下の先輩，年上の後輩は仕事の指示がしにくいことに気づく |

第4章 ● スタッフの定着―CS向上・ES向上 ●

# 6 ペイシェント・ハラスメントからスタッフを守る

　働きやすい職場についてのキーワードはいろいろありますが，最近はペイシェント・ハラスメントの増加により，「スタッフを守る」という表現を目にすることが多くなってきているように感じています。ペイシェント・ハラスメントとは，「自分は患者様である，お金を支払っているお客様である」といった権利意識の強い患者により，理不尽なクレームをつけられるなどの行為のことです。医療機関では，日本の高度成長を支えて頑張ってきて下さった団塊の世代を中心に，ハラスメントを行う患者さんが増えているようです。医院の受付で「待ち時間が長すぎる」などとスタッフが怒鳴りつけられているのは今やありふれた光景になっています。それがたった1人のクレーマーやモンスター患者さんでも，対応したスタッフのストレスは退職につながった事例もあるほどです。働きやすい職場環境をつくるには，医院内のタテ・ヨコの人間関係はもちろん，患者さんとの関係の構築も大切です。
　本項では患者さんとの関係を大事にしながら，ペイシェント・ハラスメントとクレームへの対応が上手にできる方法を述べたいと思います。

## 1. ペイシェント・ハラスメントの種類

**セクシャル・ハラスメント**
- 女性スタッフの身体を触る

- しつこく連絡先を聞いてくる
- 強引に食事に誘ってくる
- LINEやSNSなどで接触してくる

など

### プレゼント

- 旅行のお土産を渡してくる
- スタッフへの誕生日祝いの物品を渡してくる
- バレンタイン，クリスマス，ホワイトデーなどにプレゼントをする
- 自分がつくった農作物を持ってくる

など

### ルール破り

- 携帯電話禁止の院内で通話している
- 待合室のテレビのチャンネルを勝手に変える
- 待合室の雑誌やトイレの備品を持ち帰る
- 受診時以外に医院の駐車場を使用する

など

### 指示を無視する

- 「1時間は飲食しないで下さい」と伝えたにもかかわらず，診察終了直後に待合室で飲み物を飲んでいる
- 「来月は保険証を確認させて下さいね」と毎回言っているが，ずっと忘れており確認できない

など

### わがまま

- 診察の順番について文句をつける
- 「今日は前回と同じ薬だから，診察なしでいいよね」
- 「仕事へ戻らなくてはならず，時間がないので会計はまた今度に」

- 受付時間終了後に来院し，受付は終了したと伝えても「いつもの症状だからいいよね？ 1人くらい診てよ」
- 「今日はちょっとしかお金持ってないから会計はまた次回ね」

などなど，ペイシェント・ハラスメントの事例は挙げればきりがありません。

## 2. 具体的な事例から対応を考える

実際の事例から考えてみましょう。

「患者さんからのプレゼントはお断りする」というルールのあるA医院で，男性患者さんがお気に入りの看護師へのプレゼントを持ってきました。「お受け取りできません」と伝えても引き下がらず，押し問答になってしまい受付スタッフが困り果ててしまう事例です。この場合，受付なども含めた女性スタッフには受け取りをさせず，男性のスタッフ（院長）などが対応します。その際に「皆でいただきます」とお礼を言い，「今後プレゼントはお断りします」とはっきり伝えます。

- 目当てではない人物（男性の院長）に渡すことになったという結果
- 「今後はお断り」という強い言葉

これらは今後の抑止力になるのではないかと思います。実際，この患者さんが同様の問題を起こすことはなくなりました。

失敗したケースもあります。別の男性患者さんが，目当ての女性看護師にお土産のお菓子を渡そうとしてきたため，女性の看護主任が「プレゼントはお断りしています。皆で頂きますね」と受け取ったところ，次の来院時に「みなさんで召し上がって下さい」と大量のお菓子を

持ってきたという事例です。

　このようなことから，

　　良い対応：必ず院長など男性が受け取り，今後はお断りするときっぱり伝える
　　悪い対応：女性が受け取り，やわらかい態度で「皆で頂きます」とお礼を言ってしまった

ということがわかります。

## 3. 様々なペイシェント・ハラスメントへの対応を考える

　「このような患者さんにはこう対応する」という定形のマニュアルではなく，実際の事例を挙げ，話し合ってマニュアルをつくりましょう。方法は以下です。

　①院内ミーティングを行い，院長先生含めた全員で患者さんからのハラスメントと思われることを100事例出してもらう。100事例という大きな数字にすることによって，思いつくままにどんどん発言できる空気にする
　②その事例に対して自分がどのように反応したか，その結果が良いものであったなら皆で共有し，悪ければ全員で対応を考え直す
　③考えやすくするため，100件の事例を種類別にわけて対応方法を話し合い，その結果も自院のペイシェント・ハラスメント対応マニュアルとする

　このような院内ミーティングを経てマニュアルづくりを行うことで，問題発生から対応までを院内スタッフが共有できるため，実際には発

生していない事例に対してもどう対応すればよいかという方向性が見えるようになります。

> **チェックポイント**
> - スタッフの安全を守る
> - 具体的な事例から良い・悪い対応を話し合う
> - 良い対応をまとめてマニュアルを作成する

## 4. モンスター患者さんへの対応法

ハラスメントよりももう少し悪質なモンスター患者さんへの上手な切り返しについて考えてみます。

### 対応その1：多人数で対応する

必ず相手よりも多い人数で対応しましょう。相手が男性，こちらは女性というバランスを考えると，1対2よりも1対3です。怒鳴っている患者さんも，医院スタッフ3人の中の1人がメモを取りはじめたりすると勢いが鈍ります。そして当然のことながら，人数が多ければプレッシャーが分散され，1人ひとりの負担が軽くなります。院内で大声が聞こえたときは，今やっている作業から手を放し，すぐに現場に集まるということを事前に決めておきましょう。

### 対応その2：記録を残す

監視カメラの設置はとても有効です。画像だけではなく怒鳴り声などの録音ができれば，威力業務妨害や恐喝罪などの犯罪の証拠にもな

ります．設備投資が困難な場合は，ボールペン型のICレコーダーなどで，メモを取りながら録音記録を残す方法もあります．ここで1つ注意してほしいのは，患者さん側もこちらの発言を録音している可能性があるということです．そのため，間違っても相手の暴言に引きずられて乱暴な言葉で返してはいけません．感情的にならずに丁寧な言葉遣いを重ねましょう．

### 対応その3：スタッフの安全第一

モンスター患者さんからスタッフを守ることは絶対に忘れてはいけません．日頃からどのような場合に110番通報するのかを話し合っておきましょう．また，実際には受話器を取り上げてダイヤルを押す余裕がないことも想定されますので，警備会社の非常・緊急ボタンの設置をお勧めしています．ボタンを押せば警備員が駆けつけてくれるシステムです．また，警備会社が110番通報し，警察と一緒に来てくれるというサービスもあります．モンスター患者さんに刺されたというニュースも聞きますので，何よりもスタッフの安全を第一に考えて備えておきましょう．

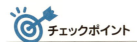
**チェックポイント**

- 1対3の人数で対応
- 患者さんとのやりとりを記録に残す．相手も録音していると考える

## 5. モンスター患者さんへの上手な切り返し

　本項では具体的なやりとりを紹介します。ハラスメントと思われる言葉を投げかけられた際には，患者さんの言葉をそのまま繰り返し，事実を述べた上でお詫びが必要な場合には謝罪します。その際には焦らず，恐れず，ひるまずの態度でいることが大切です。悪質なクレーマーではないと思われる場合には，患者さんの気持ちへの共感や感謝の言葉を使う心理テクニックも有効なようです。

　具体的には以下のような会話になります。

患者　「こんなに待たされたから仕事に遅れちゃったよ。どうしてくれるんだよ」

医院　「お仕事に遅れるほどお待たせしご迷惑をおかけしました。いつも混雑している当院を受診して下さってありがとうございます。1時間以上待つのは本当にお辛いですよね」

　あわてて「申し訳ありません，すみません」と言ってしまうのは悪い例です。「ですが」「だって」「しかし」などの言葉で患者さんに反論するのもいけません。「ですが，インフルエンザ流行の時期はどうしても混雑しますので，もう少し時間に余裕を持って来院して下さい」とか，「ほかの方も1時間以上待っているんですよ」などと言えば怒り出してしまう患者さんもいます。

　限度を超えているクレームや，何度も同じことを繰り返すモンスター患者さんに対しては，毅然とした態度で対応します。きっぱりと「それはできません」とお断りする強さも必要です。

「私は受付の経験がまだ浅いので，ちょっとわからないです」

という脱力モードや，

「怖いです。警察を呼んでもいいですか？」

といった弱者モードで対応するという方法もあります。わからないということ，怖がっていることを素直に表現してもよいのですね。

ほかには開き直りモードもあります。レセプトのミスに気づいた患者さんが「医師会や厚生局に言うぞ！」と凄んできた場合，

「どうぞご自由になさって下さい。そのかわり，何も問題がなかった場合は責任を取って頂きます」

このときに，「どうかそれだけはおやめ下さい，すみませんでした」と言ってしまうのは悪い例です。

受付の対応に腹を立てた患者さんから「クビになるか土下座して謝れ！」と言われたときには，できれば院長など男性が対応して以下のように伝えます。

「お腹立ちはごもっともです。しかし大変申し訳ありませんが，この処分は医院の就業規則に従って行います。土下座の強要は人権侵害になります」

患者さんから「誠意を示せよ！　誠意を！」と言われた場合は，

「誠意とは何のことをおっしゃっているのでしょうか？　金銭の要求でしょうか？」

と，毅然として伝えます。

## 6. 上手な謝り方

　「すみませんと言ったじゃないか，ミスを認めたんだろ」と言われることがあります。

　このお詫びの言葉，「申し訳ありません」「すみません」を言うときには，ちょっとしたコツがあります。以下のことを事前に院内で予習しておいたほうがよいでしょう。

　「先週もらった薬，全然効かなかったけど間違った薬を出したんじゃないの？」と言われ，「申し訳ありません」と謝罪すれば，間違った薬だと認めて謝ったと揚げ足を取られかねません。

　たとえば，「症状がなかなか良くならず，二度手間になってしまって申し訳ありませんでした」や，「お辛い思いをさせて申し訳ありませんでした」などのように，「申し訳ありません」の前に枕詞をプラスするのです。「検査結果を聞きに来いなんて言われた覚えはないぞ」と言われたときにも，「こちらの説明がわかりにくく申し訳ありませんでした」と答えれば，「お伝えはしましたが，わかりにくかったようですみません」という表現になります。

　「わかりにくい説明で」と付け加えれば，ミスを認めて謝っているのではなく，不十分な対応をお詫びしているという表現になります。

　二度手間になって，大変お待たせして，ご不快なお気持ちにさせてなどのプラスアルファの言葉をいろいろ考えて事前に練習しておけば，たとえ患者さんがやりとりを録音していたとしても，医院側がミスをして謝罪をしたということにはならないでしょう。

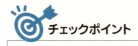 **チェックポイント**

- 「申し訳ありません」の前にひと言を付け加える

## 7. 受付スタッフの新人・ベテラン別事例対応モデル

医院で実際に起こった事例の具体的な応答例を紹介します。

まず、経験の浅い新人スタッフの場合で、何を言われても「はい」と繰り返します。

患者 「ここに書いてある指導料って何ですか？ 指導してもらってないのにお金を払うんですか？」

新人 「はい」

患者 「何も指導してもらっていませんが、この医院はどうなってるんですか」

新人 「はい」

患者 「前からこの点数を取ってるみたいですけど、今まで払ったお金返して下さいよ」

新人 「はい」

患者 「はいじゃわからないでしょ、どうしてくれるんですか」

新人 「はい」

このように反応されると、患者さんが1人で騒いでいるような雰囲気になり、ペースを崩すことができます。そのあとにベテランスタッフや院長先生が出てきて丁寧にお詫びをすれば、収まりやすくなります。

次に,受付スタッフがベテランの場合は,患者さんの言葉を以下のようにオウム返しにします。

患　者「ここに書いてある指導料って何ですか？ 指導してもらってないのにお金を払うんですか？」

ベテラン「『指導してもらってないのにお金を払うんですか？』とおっしゃいますが,その通りで,お支払いをお願いいたします」

患　者「何も指導してもらっていませんが,この医院はどうなってるんですか」

ベテラン「『この医院はどうなってるんですか？』とおっしゃいますが,診療報酬制度で決められた内容ですので,ご理解下さい」

患　者「前からこの点数を取ってるみたいですけど,今まで払ったお金返して下さいよ」

ベテラン「『今まで払ったお金返して下さいよ』とおっしゃいますが,返金はできません」

このようなオウム返しをすると話が堂々巡りになるため,クレームを言っている側もうんざりしてきます。

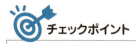チェックポイント

- よくあるフレーズに対しての切り返しを練習しておく
- スタッフの年齢によって切り返し方を考える

## 8. 通報時のポイント

　　モンスター患者さんが大騒ぎした際，110番通報しても証拠がなく何の罪かもわからなければ開き直られて終わりです。「診療ができませんので，大声を出さないで下さい」と言ったにもかかわらず，大声で怒鳴り続けるのは威力業務妨害に該当します。「後日しっかりご説明いたしますので，今日のところはお帰り下さい」と言っても帰らないならこれは建造物不退去罪です。「タクシー代を出せ」「金は払わん」「土下座しろ」などは恐喝罪にあたります。ほかの患者に聞こえるように「ここの医者は人殺し！」と言うのは侮辱罪，「俺の父親はここの医者に殺された！」と言うのは名誉棄損罪，施設内のゴミ箱を蹴飛ばして壊したなら器物損壊罪になります。

> **チェックポイント**
> - スタッフの安全確保を最優先し，録画・録音のための監視カメラと非常・緊急ボタンの設置を検討する
> - クレーム対応の研修を実施し，具体的な方法や患者さんに対応するときの態度を全員で学ぶ

**参考文献**

▶ 神岡真司：必ず黙らせる「クレーム」切り返し術—どんな相手にも通用するとっさのひと言. 日本文芸社, 2008, p26, 32, 38, 44, 52, 58, 64, 69, 70, 82.

## 第5章 ●チーム力アップのために●

# 1 院内イベントいろいろ

　少人数の医院では，院長先生をリーダーとしてコミュニケーションを大切にしたチームを作り上げていくことが医院運営には欠かせません。本章では，弊社MMPが実践している工夫を紹介します。

## 1. 学会を利用した院内旅行

　近頃はスタッフの好みも様々で，また旅行もある程度個人で自由に楽しめる時代になり，1泊の院内旅行を実施している医院は年々減ってきているように感じます。

　目的地の選定や企画立案，日程の調整などの煩雑さもあって院内旅行は敬遠されているのかもしれませんが，それらをクリアできる方法があります。それは，院長の所属する学会や大規模な学会への参加を，日程・目的地ともにそのまま院内旅行にしてしまうという方法です。また，医院を休診にすることになっても「学会参加のため」という大義名分があります。

　院長が学会に出ている間，スタッフはテーマパークなどに遊びに行くという分割行動です。弊社では東京に行くならテーマパークとミュージカル，大阪ならテーマパークとお笑い，その他の地方では有名寺社仏閣や名城への観光をしており，スタッフ達は毎年楽しみにしてくれています。旅行の計画は，スタッフの中から選任した旅行委員

や厚生委員が考え，院長ではなくスタッフ自身が自由に決めることができます。

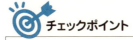 **チェックポイント**
- 主要学会を院内旅行の目的地にする
- プランは旅行委員がまとめる

## 2. お土産グランプリ

　旅行は，日常業務と離れたところでスタッフとのコミュニケーションをしっかりとることができる良いイベントです。しかしたとえ日帰り旅行であっても，いろいろな理由で参加できないスタッフもいます。そこで，留守番のスタッフへのお土産を競う「お土産グランプリ」というものを考えてみました。

　目的は2つあります。1つは「お土産を買うことをイベント化し，旅行の不参加者も仲間としての一体感を持てること」，もう1つは，「人を喜ばせる体験をすること」です。留守番のスタッフが喜びそうなお土産を知るためには，心を開き，相手と笑顔でコミュニケーションをとるところから始まります。相手のニーズは，視線や表情，声のトーンや普段の何気ない会話の中に隠されているので，日々の行動や会話を思い出します。購入価格の上限を決め，上位には景品を用意するなど盛り上げる工夫をしましょう。

　院内旅行に参加できなかったスタッフからは，「皆さんに素敵なお土産を頂き，順位はともかく，とてもうれしいことでした。不参加でもこのようなイベントで楽しませて頂きました」という感想がありました。

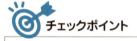
**チェックポイント**
- 旅行に不参加のスタッフも巻き込むことができる
- 参加のスタッフは不参加のスタッフに心配りができる

## 3. 忘年会力

　職場の人間関係は，普段の仕事以外での接点を持つとさらに円滑になることが多く，日常業務がよりスムーズに運ぶようになります。スタッフの歓送迎会はもちろん，忘新年会や誕生日会の開催，前述した院内旅行も効果的です。

　筆者が様々な医院の忘年会に参加する中で，医院それぞれに「忘年会力」と呼べるものがあるのではないかと考えました。忘年会力を高めることは，スタッフの家族や外部業者さんなどを含めて，医院全体がまとまることにとても効果があるように感じています。忘年会力は医院のコミュニケーション力を院内外にアピールすることができ，それがさらなるチームワークの向上につながります。以下に例を挙げてみます。

- 日程や店を医院側が一方的に決めるのではなく，スタッフが企画する→忘年会力：高
- パートさんを含めた全職員，出入りの業者さん，さらには職員の家族や退職者など多数が参加する→忘年会力：高
- ビンゴゲーム→忘年会力：中
- 全員参加型ゲーム（チーム対抗クイズ，しりとり，ジェスチャーゲーム，山手線ゲームなど）→忘年会力：高

- スタッフの余興→忘年会力：やや高
- スタッフと院長先生合同の余興→忘年会力：高
- 新人スタッフによる出し物（準備，練習期間が長い）
  →忘年会力：めちゃ高

　新人スタッフが1人だけの場合は難しいですが，複数人いる場合には，そのときに流行している歌やダンスなどを練習して忘年会で発表するとスタッフのチームワークが高まります。コミュニケーション力，企画力なども鍛えられ，忘年会を超えた効果が出てきます。

　みなさんの医院はいかがでしょうか。最近では忘年会を行わない医院も増えてきていますが，特に少人数の医院では，仕事以外でのコミュニケーションの場が重要です。

　忘年会は年に一度のイベントです。かなり早めから日時，会場，予算を決めるなどの準備を進めることによって忘年会力が高まり，その結果医院のまとまりがよくなります。

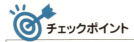
チェックポイント

- 外部の業者さんやスタッフの家族も招待する
- 負担にならない程度のゲームを取り入れる
- 豪華な景品を準備する

# 4. お弁当ミーティング

　時間を上手に活用し，スタッフのチーム力を高める目的で月1回，定例で行うイベントがお弁当ミーティングです。

　具体的には，水曜・木曜・土曜など午後休診日があれば，その曜日を

月に1回のミーティング日と決めます。午後診療の休みがない医院の場合は，ミーティングの日は午後の診療を30～60分遅らせるなどの対応で時間を確保します。

また「お弁当」もポイントで，食事が終わってからのミーティングではどうしても使える時間が短くなってしまいますが，医院側がお弁当を準備し，食事しながら勉強会ができれば時間が確保しやすくなります。しかし，お弁当ミーティングは業務時間に入り，別に休憩時間を確保しなければいけないということになります。労働法上の休憩時間の確保にはご注意下さい。

さらに「お弁当当番」という工夫をします。スタッフが持ち回りでお弁当当番になり，自分の好きなものを頼むというシステムです。以下に例を挙げます。

- 1月：Aさん　近所で有名なお寿司屋さんの出前
- 2月：Bさん　インターネットで見つけたおいしそうなローストビーフサンドイッチ
- 3月：Cさん　有名料亭の懐石料理
- 4月：Dさん　大好きなカレーライス

当番がカレンダーに書き込んだお弁当を見ると，ミーティングの日が待ち遠しくなります。

ミーティングのテーマよりもお弁当が注目されてしまいますが，届いたお弁当を開けてワイワイ言いながらミーティングが始まれば，もうそれだけで自由に発言でき，問題解決のアイデアが出やすい雰囲気になります。ぜひお試し下さい。

> **チェックポイント**
> - すべてのスタッフがお弁当当番になる
> - 処置室や待合室など，広いスペースを確保する

## 5. 誕生日会

　スタッフの誕生日会というイベントも大切にしましょう。

　家庭の事情などでなかなか夜の外食ができないスタッフもいるため，お弁当ミーティングのように，誕生日を迎えるスタッフの希望するお弁当を取り寄せるなどもよいでしょう。夕食を希望するスタッフには好きな店を選んでもらいましょう。

　誕生日プレゼントの用意もします。誕生日のスタッフは何が好きなのか，どんなプレゼントが欲しいのか，お土産グランプリと同じようにどうしたら喜んでもらえるかを全員で考えるのが大事なポイントです。院長先生が1人で決めるのではなく，スタッフ1人ひとりが相手の笑顔を想像しながら考えることがチーム力向上につながります。

> **チェックポイント**
> - 誕生日祝いの食事は，スタッフの希望に合わせ昼のお取り寄せ弁当と夜の外食で使い分ける
> - プレゼントはスタッフ全員で考える

## 索引

### 数字

5分間ミーティング 86

### 欧文

#### H
HP活用 14

### 和文

#### あ
ありがとう比率 96

#### い
医業若しくは歯科医業又は病院若しくは診療所に関する広告等に関する指針 1
院内イベント 142

#### か
外向的なスタッフ 84
簡易評価表 62
患者定着率 99
患者満足 96
看板 25

#### き
キャラクター 2
基本給与表 112

#### きゅう
求人広告 7
勤務条件 12

#### く
口コミ 22

#### け
研修の流れ 75

#### こ
個人面談 128

#### さ
サインボード 27
サンクスカード 79
採用面接 42

#### し
シンボルマーク 1
しきたり 126
仕事内容確認シート 72
仕事評価表 69
試用期間にかかわる合意書 51
事故報告書 55
春闘 115
賞与評価 66
新規開業 33
人事評価 62

#### す
スタッフ定着率 104
スタッフの年齢 128
スタッフ募集 7

スタッフ満足 **96**

## せ
セールスポイント **7**
誓約書 **51**

## た
退職 **119**
退職金 **123**
退職の予兆 **104**

## ち
中途採用 **59**
賃金体系 **111**

## つ
通勤経路届出書 **54**

## て
定着率 **99**

## な
内向的なスタッフ **83**

## は
働きやすい環境 **126**
初出勤日 **74**

## ひ
ビルボード **26**

## ふ
ファン患者 **23, 40, 103**

## へ
ベースアップ **115**
ペイシェント・ハラスメント **130**

## め
メラビアンの法則 **3, 36**
メンター制度 **77**
面接チェックリスト **47**

## や
役職手当 **114**

## ゆ
有給休暇 **116**
有給休暇・特別休暇申請書 **54**

## ろ
労働契約通知書 **49**

## 鈴木竹仁 (すずき たけひと)

認定登録医業経営コンサルタント
株式会社MMP代表取締役

**略歴**

1958年愛知県蒲郡市生まれ。早稲田大学商学部卒。(株)東洋紡績管理部管理課に所属し，予算管理などを経験する。その後，長男として鈴竹織物工業(株)に入社。中学校を卒業して寮生活をする従業員や高齢の技術者さんとの仕事を経験していく中で，国内の繊維産業の将来性はないと見切って事業撤退を決断。工場撤収後，公認会計士事務所に転職。財務会計の基本からスタートしMMPGの理事・会計事務所の職員として医業経営に関するコンサルティングの経験を積んだ。

2004年認定登録医業経営コンサルタントとして独立，有限会社メディカルマネジメントパートナーズ設立。同時に，税理士法人広中タックスサポートに医療担当として入社。2006年株式会社MMPへ組織変更。現在，愛知県を中心に，病院から老人福祉施設，介護老人保健施設，障害者自立支援事業，クリニック，歯科医院など幅広い分野で「どんなことも相談できるパートナー」としてコンサルティング活動を行っている。

院長先生のための
## スタッフマネジメント

定価（本体2,800円＋税）
2019年 7月31日 第1版

著　者　鈴木竹仁
発行者　梅澤俊彦
発行所　日本医事新報社　www.jmedj.co.jp
　　　　〒101-8718　東京都千代田区神田駿河台2-9
　　　　電話（販売）03-3292-1555　（編集）03-3292-1557
　　　　振替口座　00100-3-25171
印　刷　ラン印刷社

© Takehito Suzuki 2019 Printed in Japan
ISBN978-4-7849-5691-3 C3047 ¥2800E

本書の複製権・翻訳権・上映権・譲渡権・公衆送信権（送信可能化権を含む）は（株）日本医事新報社が保有します。

JCOPY 〈（社）出版者著作権管理機構 委託出版物〉
本書の無断複写は著作権法上での例外を除き禁じられています。複写される場合は，そのつど事前に，（社）出版者著作権管理機構（電話 03-3513-6969，FAX 03-3513-6979，e-mail:info@jcopy.or.jp）の許諾を得てください。

## 電子版のご利用方法

巻末の袋とじに記載された**シリアルナンバー**で，本書の電子版を利用することができます。

手順①：日本医事新報社Webサイトにて**会員登録（無料）**をお願い致します。
　　　　（既に会員登録をしている方は手順②へ）

日本医事新報社Webサイトの「Web医事新報かんたん登録ガイド」でより詳細な手順をご覧頂けます。
www.jmedj.co.jp/files/news/20180702_guide.pdf

手順②：登録後**「マイページ」**に**移動**してください。
www.jmedj.co.jp/mypage/

「マイページ」

マイページ中段の「電子コンテンツ」より
電子版を利用したい書籍を選び，
右にある「SN登録・確認」ボタン（赤いボタン）をクリック

表示された「電子コンテンツ」欄の該当する書名の
右枠にシリアルナンバーを入力

入力

下部の「確認画面へ」をクリック

「変更する」をクリック

## 会員登録（無料）の手順

**1** 日本医事新報社Webサイト（www.jmedj.co.jp）右上の**「会員登録」**を**クリック**してください。

クリック

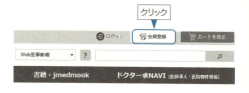

**2** サイト利用規約をご確認の上（1）**「同意する」**に**チェック**を入れ，（2）**「会員登録する」**を**クリック**してください。

**3** （1）**ご登録用のメールアドレスを入力**し，（2）**「送信」**を**クリック**してください。登録したメールアドレスに確認メールが届きます。

**4** 確認メールに示された**URL（Webサイトのアドレス）**をクリックしてください。

**5** 会員本登録の画面が開きますので，**新規の方は一番下の「会員登録」**を**クリック**してください。

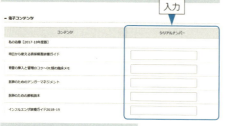

**6** 会員情報入力の画面が開きますので，（1）**必要事項を入力**し（2）**「（サイト利用規約に）同意する」**に**チェック**を入れ，（3）**「確認画面へ」**を**クリック**してください。

**7** 会員情報確認の画面で入力した情報に誤りがないかご確認の上，**「登録する」**を**クリック**してください。